病院・高齢者施設でいかせる

"超"実践！高齢者の栄養ケア

愛知県厚生農業協同組合連合会 豊田厚生病院
栄養管理室 管理栄養士

森 茂雄

MC メディカ出版

はじめに

はじめまして。森茂雄と申します。病院に勤務するちょっと変わった管理栄養士です。この本を手にとってくださったあなたは、病院や介護福祉施設に勤務して高齢者の栄養管理にかかわっている、もしくは、これから高齢者の栄養管理にかかわろうとしているのだと思います。本書は、次のような方に向けて書きました。

- 患者・利用者について、**何をどのようにみればよいかわからない**。
- 一人職場もしくは少人数の職場で**教えてもらえる人がいない**。
- 勉強会に出ても、**職場で何をすればよいかわからない**。
- 医師や他職種に**意見を求められても答えられない**。
- とにかく**仕事に自信がない**。

これらは、すべて私が経験してきたことです。私は、周りの人たちが華々しく活躍していくなかで、今では想像できないくらいダメダメな日々を過ごしました。活躍している人たちをみて、自分もあんなふうになりたいと意気込んでさまざまなセミナーに参加しました。ところが、何を話しているのかもまったくわからず、グループワークでは最初から最後まで下を向いて過ごしました。医師や他職種の会話についていけず、何も言葉を発することができませんでした。あまりに不甲斐ない自分に嫌気がさして管理栄養士の職を離れ、いろいろな寄り道をしました。ところが、いろいろな寄り道をしたおかげで「今、管理栄養士に戻ったら成功できるかもしれない」と思い、30歳で愛知県厚生連の栄養管理室に在籍させていただくことになりました。その後、恩師に出会い「管理栄養士は、人を救える仕事」と教わりました。その結果、管理栄養士の可能性を知り、自信ももてるようになりました。

医師が病名を診断して総合的な治療をするように、管理栄養士・栄養士だからできる栄養管理は“栄養からみる”ことです。簡単にいえば栄養摂取量をみた後に病態や薬の情報を整理します。そして栄養ケアの問題となる原因が栄養によるものか、それ以外かを特定します。たったこれだけで、医師や他職種だけでは気づけないことがあなたにわかるようになります。さらに画像診断や血液検査などがなくても、基本的な情報だけで栄養管理ができるため、病院、介護福祉施設、在宅など多様なケースに活用できます。

本書は、恩師の指導のもと、長年にわたり試行錯誤をくり返したものをわかりやすくまとめました。この内容の研修会を受講してくださった多くの方から「やってみたらうまくいった」「利用者が元気になって驚いた」とうれしい声が届いています。口コミで広がり、研修会の依頼や書籍化を望む声が多かったため出版に至りました。この本を手にとってくださったあなたが、人の役に立ち、自信をもって栄養管理に携わるために、活用していただければ幸いです。

最後に、これまでに私を指導してくださった先生方、一緒に働いてくれた仲間たち、企画編集に携わってくださったメディカ出版のみなさまに謝辞を申し上げます。

2021年12月

森 茂雄

病院・高齢者施設でいかせる“超”実践！高齢者の栄養ケア

contents

WEB動画の視聴方法

本書の動画マークのついている項目は、WEBページにて動画を視聴できます。以下の手順でアクセスしてください。

■メディカID（旧メディカパスポート）未登録の場合

メディカ出版コンテンツサービスサイト「ログイン」ページにアクセスし、「初めての方」から会員登録（無料）を行った後、下記の手順にお進みください。

https://database.medica.co.jp/login/

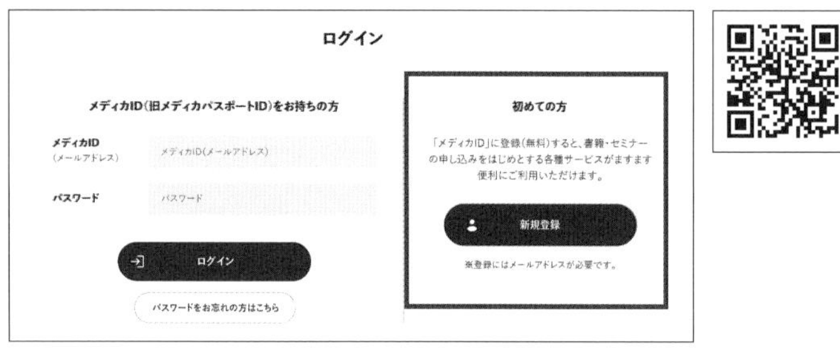

■メディカID（旧メディカパスポート）ご登録済の場合

①メディカ出版コンテンツサービスサイト「マイページ」にアクセスし、メディカIDでログイン後、下記のロック解除キーを入力し「送信」ボタンを押してください。

https://database.medica.co.jp/mypage/

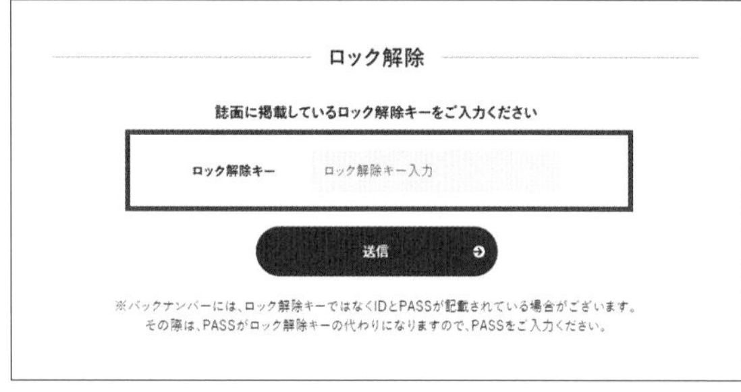

②送信すると、「ロックが解除されました」と表示が出ます。「動画」ボタンを押して、一覧表示へ移動してください。

③視聴したい動画のサムネイルを押して動画を再生してください。

ロック解除キー　ei02yo90ms

＊WEBページのロック解除キーは本書発行日（最新のもの）より3年間有効です。有効期間終了後、本サービスは読者に通知なく休止もしくは終了する場合があります。

＊ロック解除キーおよびメディカID・パスワードの、第三者への譲渡、売買、承継、貸与、開示、漏洩にはご注意ください。

＊図書館での貸し出しの場合、閲覧に要するメディカID登録は、利用者個人が行ってください（貸し出し者による取得・配布は不可）。

＊PC（Windows / Macintosh）、スマートフォン・タブレット端末（iOS / Android）で閲覧いただけます。推奨環境の詳細につきましては、メディカ出版コンテンツサービスサイト「よくあるご質問」ページをご参照ください。

資料ダウンロード方法

本書の資料は、WEB ページからダウンロードすることができます。以下の手順でアクセスしてください。

■メディカ ID（旧メディカパスポート）未登録の場合

メディカ出版コンテンツサービスサイト「ログイン」ページにアクセスし、「初めての方」から会員登録（無料）を行った後、下記の手順にお進みください。

https://database.medica.co.jp/login/

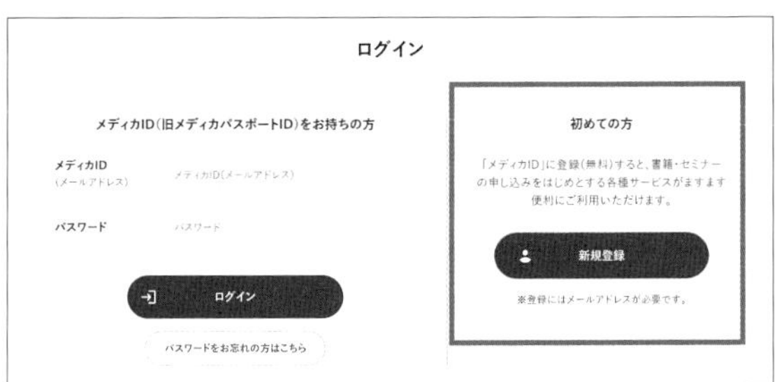

■メディカ ID（旧メディカパスポート）ご登録済の場合

①メディカ出版コンテンツサービスサイト「マイページ」にアクセスし、メディカ ID でログイン後、下記のロック解除キーを入力し「送信」ボタンを押してください。

https://database.medica.co.jp/mypage/

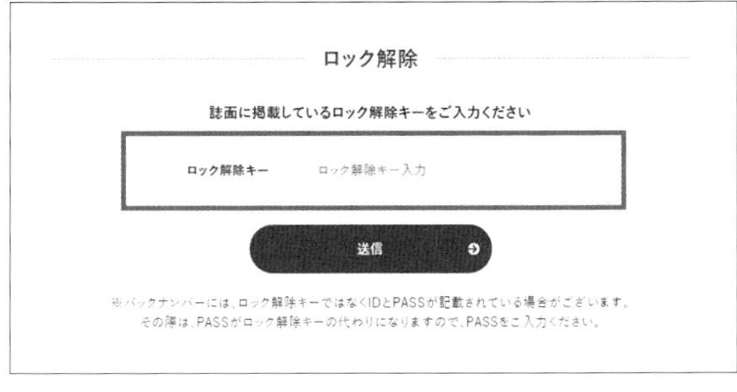

②送信すると、「ロックが解除されました」と表示が出ます。「ファイル」ボタンを押して、一覧表示へ移動してください。

③ダウンロードしたい資料のサムネイルを押すと「ダウンロード」ボタンが表示され、資料のダウンロードが可能になります。

ロック解除キー　ei02yo90ms

＊WEB ページのロック解除キーは本書発行日（最新のもの）より３年間有効です。有効期間終了後、本サービスは読者に通知なく休止もしくは終了する場合があります。

＊メディカ ID・パスワードの、第三者への譲渡、売買、承継、貸与、開示、漏洩にはご注意ください。

＊ロック解除キーの第三者への再配布、商用利用はできません。データはテンプレートとしてご利用いただくものです。ダウンロードしたデータをもとに制作される場合は、必ず出典を明記してください。

＊図書館での貸し出しの場合、閲覧に要するメディカ ID 登録は、利用者個人が行ってください（貸し出し者による取得・配布は不可）。

＊雑誌や書籍、その他の媒体および学術論文に転載をご希望の場合は、当社まで別途お問い合わせください。

＊データの一部またはすべての Web サイトへの掲載を禁止します。

＊ダウンロードした資料をもとに作成・アレンジされた個々の制作物の正確性・内容につきましては、当社は一切責任を負いません。

第1章

高齢者における栄養ケア

1. 高齢者施設の栄養ケアとは

介護保険施設の管理栄養士・栄養士の状況

厚生労働省の2021年4月の医療施設動態調査によると、全国にある病院の総数は8,221です。その内訳は、精神科病院1,055、一般病院7,166で、病院総数のうち療養病床を有する病院が3,541、地域医療支援病院が630と報告されています[1]（**表1**）。日本栄養士会に入会している医療事業部の会員数は、2020年で約20,000人です。この数字から全国には、多くの管理栄養士・栄養士が病院を中心とした医療に従事していることがわかります。

介護保険法が施行された2000年から21年が経ちます。厚生労働省の報告によると2019年10月で全国には、介護老人福祉施設が8,234施設、介護老人保健施設が4,337施設、介護療養型医療施設が833施設となっています[2]。管理栄養士・栄養士は、施設に最低でも1名、多ければ複数名いることになりますので、単純計算でも介護保険施設に1万3,000名以上が所属しています。

ジェネラリストの栄養ケア

本書で示す栄養ケアは、一般病棟の病院と介護保険施設（以下高齢者施設）の高齢者が対象です。病院に入院していると「患者」、介護保険施設に入所していると「利用者」と呼ばれます。病院と介護保険施設はそれぞれの役割と専門性があります。それぞれの分野を理解することが、双方の専門性を高める要素となります。近年、医療分野で注目されるのは、集中治療室（intensive care unit：ICU）や高度治療室（high care unit：HCU）の栄養サポートです。今後、この分野に特化するスペシャリスト（特定分野に深い専門知識がある）の管理栄養士・栄養士が増えていくでしょう。そこで重要なのがICU・HCU以降の栄養管理です。いくら命を助けられたとしても、その後の栄養管理が機能しなければ患者・利用者は救われません。**現実に多くの管理栄養士・栄養士は、一般病棟や介護保険施設で多岐にわたる栄養管理に従事しています。そこではジェネラリスト（多くの専門性を活用して総合的な判断をする）の栄養管理が求められます。本書は病院、高齢者施設に従事する管理栄養士・栄養士に必須であるジェネ**

表1　医療施設の区分

- **病院**：医師または歯科医師が医業または歯科医業を行う場所であって、患者20人以上の入院施設を有するもの。
- **精神科病院**：精神病床のみを有する病院。
- **一般病院**：精神病院以外の病院。
- **療養病床**：病院の病床（精神病床、感染症病床、結核病床を除く）または一般診療所の病床のうち主として長期にわたり療養を必要とする患者を入院させるための病床。
- **地域医療支援病院**：他医療機関から紹介された患者に医療を提供し、また、他医療機関の医師など医療従事者が診察、研究または研修を行う体制並びに救急医療を提供し得る病院として知事が承認した病院。

表2　高齢者施設の管理栄養士・栄養士の状況

- 一人職場で相談や指導を仰ぐことができる先輩や同僚がいない。
- 栄養部門の教育体制がととのっていないことが多い。
- 慢性期医療・介護保険施設の管理栄養士・栄養士を対象とした研修会が少ない。
- 休日が限られており、希望の研修会への参加は日程調整が困難。
- 画像診断や血液検査が行われることが少ないため、判断材料となる情報が限られる。
- 限られた栄養投与ルートや手技で対応しなければならない。
- 限られた栄養補助食品や濃厚流動食で対応しなければならない。
- 施設内に限られた職種しかいないため、専門外の分野も判断が必要。

ラリストの視点で、栄養ケアを概説します。

栄養ケアの問題が起こったときの適切な栄養ケア

医療機関を中心に栄養サポートチーム（nutrition support team；NST）が広がり、管理栄養士・栄養士の役割も、従来の生活習慣病予防から、複数の疾患を抱えた低栄養予防を中心とした高齢者へのかかわりへとシフトし、栄養ケアの知識は必須となりました。しかし、現場で奔走する管理栄養士・栄養士は、栄養ケアの重要性を理解しているものの、目の前の患者・利用者に対してどのようにアプローチすればよいかわかりません。これは高齢者施設の管理栄養士・栄養士の状況が影響していると考えられます（**表2**）。厳しい状況ですが、栄養ケアの問題が起こったときに適切な栄養ケアを行えば、患者・利用者の体調の悪化を防ぐことができますし、結果として職場環境の改善にもつながります。

筆者が経験した栄養ケアの問題

これまでに筆者が経験した栄養ケアの問題をあげます（**表3**）。あなたにも**表3**のような経験はないでしょうか？

表3　筆者が経験した栄養ケアの問題

▶食思不振の患者・利用者に対して、漠然と「何か食べたいものはありますか？」と質問していた。
→ゼリー、アイス、甘いもの、めん類、おじやなど、栄養部門から提供できるものを提供し続けたが食思不振は改善しなかった。

▶嚥下機能が低下している患者・利用者に対して、よくわからないまま食種や食形態の変更をして提供した。
→しばらくすると誤嚥性肺炎が増悪した。

▶看護師から患者・利用者の食事量が少ないと相談があったとき、とりあえず栄養補助食品を提供した。
→栄養状態の指標であるアルブミン値は改善しなかった。その後、看取り対応になった。

▶看護師から患者・利用者の体重増加のため提供エネルギー量を減らすようにいわれたので、いわれるままに提供エネルギー量を減らしたが体重は減らなかった。
→患者・利用者から「好きなものを食べたい」、家族から「治療は落ち着いたのに好きなものも食べられないの？」と苦情を受けた。

○○さんがご飯を食べてくれなくて困っています。
何か食べたいものはありますか？
ボーッ
……。
患者・利用者から明快な返答があるなら「何か食べたいものはありますか？」という質問も有効かもしれない。しかし、実際には返答がない、または、返答のあった内容をそのまま提供しても栄養ケアは成功しないことが多い。

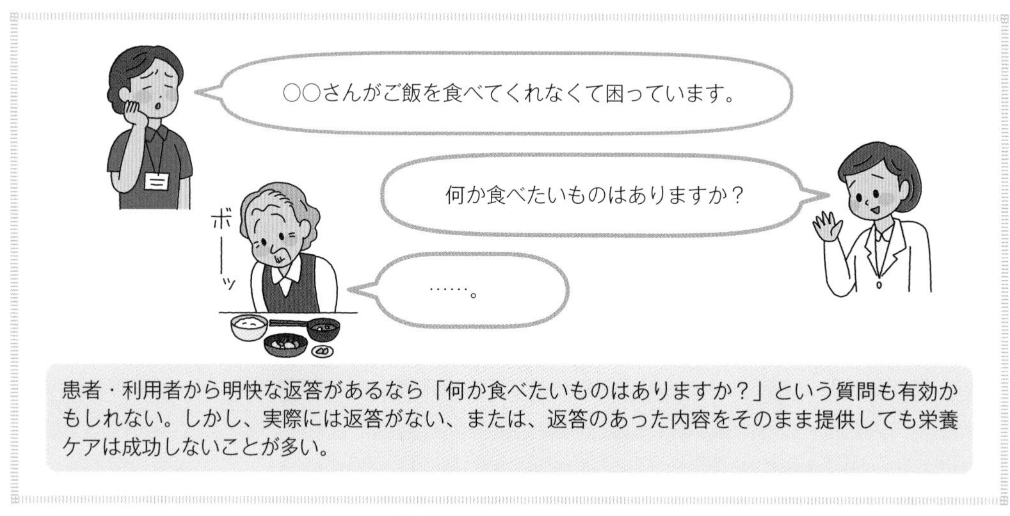

図1　食欲不振と質問

栄養ケアが成功しなかったころには、その理由がまったくわかりませんでした（**図1**）。何とかしようと栄養関連の専門書を購入しましたが、初歩的な単語の意味も理解できず、本ばかりが増えて知識を使いこなせませんでした。そんな日々を過ごすなかで気づいたのは「本を読んでいるだけでは栄養ケアは成功しない」ということです。本に書いてあることを参考にして、実践してはじめて本に書いてある内容を理解できたことになるのだと思います。

数えきれない実践をくり返したある日、栄養ケアに手応えを感じました。目の前の患者・利用者が元気になっていく姿に震えるほどうれしくなりました。じつは、本に載っていないことが重要で、それは患者・利用者が教えてくれていたのです。結果が伴わなかったころの私は、

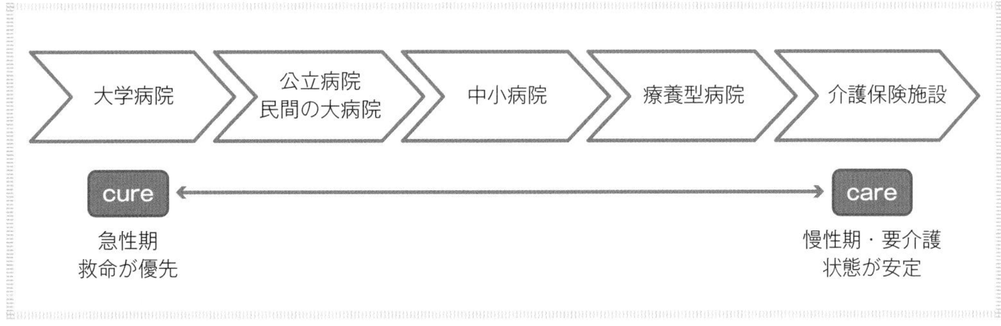

図2　医療機関と介護保険施設

栄養ケアの問題となる原因を考えていませんでしたし、管理栄養士・栄養士としてできることがわからない状態でした。管理栄養士・栄養士の強みは「栄養がわかること」だと気づいてから、自分には何ができて、どういったことで他職種の力を借りなければならないのかがわかるようになりました。それからは栄養ケアが成功するようになりました。

栄養ケアは「治療（cure（キュア））」と「生活の世話（care（ケア））」という視点が重要です（**図2**）。この2つの視点でまったく異なるアプローチをとります。急性期病院では食思不振で看取りだと諦められていたケースが介護保険施設で適切な栄養ケアによって改善することもあります。介護保険施設では簡単に静脈栄養は行えませんが、そのため過剰な栄養や水分投与につながりません。看取りでは穏やかな最期を迎えるための栄養ケアにつなげます。医療で改善が期待できないケースが介護で改善することも珍しくないのです。

高齢者施設の管理栄養士の課題

筆者は医療機関、介護保険施設、在宅など、さまざまな場所で管理栄養士、介護支援専門員（ケアマネジャー）として活動してきました。**医療機関に所属する管理栄養士・栄養士の専門性が高く、介護保険施設の管理栄養士・栄養士の専門性が低いということはありません。**もし、本書を読んでいるあなたがそのように感じてしまうのなら、それはまだ栄養ケアの特性を理解していないからではないでしょうか。

正しい方法を身につければ、誰でも栄養ケアができます。管理栄養士・栄養士はもともと栄養という専門性をもっています。栄養から人をみることができれば、摂食嚥下障害、認知症、がんなど、さまざまな場面で活用できます。適切な栄養ケアを提供することで、患者・利用者の健康維持につながります。健康でいられるということは急性期病院への入院を防ぐことになり、不必要なケアも削減できることになるので、施設運営にも貢献できます。患者・利用者とのかかわりが増えるので他職種とのコミュニケーションも円滑になります。こういったことの積み重ねによって施設内で存在感を示すことが可能ですし、誇りをもって取り組めます。想像してみてください。食思不振の患者・利用者が食べられるようになって元気になったら……。患者・利用者や家族から「ありがとう」と感謝されたら……。自分が職場でみんなから頼りにされたら……。今よりもあなたや周りの人が幸せになりませんか？ では、それを実現する方法を説明します。

人の役に立つ管理栄養士・栄養士

高齢者施設の栄養ケアは、栄養摂取量と病態（バイタルサインやインアウトバランス）、処方薬をみれば、可能です。この方法は、血液検査や画像診断がなくても実践できますから、情報が少ない高齢者では最適な方法といえます。

しかしながら、**本書を読むだけでは、あなたの栄養ケアが成功するようになりません。あなたの知識が知恵として定着し、結果を達成するためには、本書を参考にくり返し実践することが必要です。**そこで、具体的に実践で活用するための過程を説明します。

本書を実践で活用するために：その１

本書をひととおり読みます。本書の構成は、「第１章：本書の概要を把握する」「第２章：栄養基準量の算出」「第３・４章：病態の把握（バイタルサイン、排尿・排便）」「第５章：薬の基礎知識」と、栄養、病態、薬の順に基礎知識を学びます。この段階ですべてを理解しようとしなくても構いません。ただし、各章の用語は整理して、わからない言葉は再度確認してください。「第６章：栄養評価」では、これまでの基礎知識をいかにして活用するかを学びます。栄養からみる方法をぼんやりとでもイメージできるようにしましょう。「第７章：症例」で具体的にイメージをして実践できるようにします。最初の症例１は、解説を参考にどのように読み解くのか確認してください。次の症例２から症例４までは、自分なりの答えを考えながら読みすすめます。自分で導き出した答えが間違っていても問題ありません。ここでは、自分なりの答えをもつことが目的です。

本書を実践で活用するために：その２

本書を読み終えたら、いざ実践です。症例に近い、もしくは軽症（経口摂取可能、少し食事が食べられないなど）の患者・利用者を一人抽出します。まずは、一人の患者・利用者に症例を参考に栄養、病態、薬をあてはめ、栄養ケアの問題となる原因を特定する練習をします。その際にわからないことは本書を読み返して調べましょう。**あなたが何についてわからないかを**

具体的に理解することが大切です。とはいえ、本書だけではすべての疑問を解決することは不可能です。わからないことがあった際には（**25ページ**Q&A参照）、調べてもわからないことをメモに残しておきましょう。ほかの疑問が生じた際に答えがみつかるかもしれません。まずは、一人の患者・利用者にしっかりと栄養ケアを実践しましょう。栄養ケアを実践してもすぐに結果は伴わないのが当然ですから、気にする必要は一切ありません。

本書を実践で活用するために：その3

1人目の介入を終了したら、2人目、3人目と実践をくり返します。中身が濃い実践をくり返せば確実にレベルアップします。**ここで大切なことは、つねに「どうして？ なぜ？」と考えることです。けっして作業にはしないでください。すると今までに気づかなかったこともわかるようになります。**筆者の経験則ですが、本書で紹介している方法がイメージできるようになるにはおおむね10名の患者・利用者への実践が必要です。結果が伴うまでには、おおむね30名程度の患者・利用者に実践している方が多いようです。ただし、結果には個人差があります。その理由は、あなたの疑問のもち方や、患者・利用者へのかかわりの深さ、実践度によって異なるためです。結果が伴わなくても、原因を考えて修正をくり返すことが重要ですから、諦めないでコツコツ続けましょう。

私は恩師から「管理栄養士は人を救う仕事。知識を知恵にしなさい」と教わりました。知識とは「アルブミン値が低値なら低栄養」と知っていることです。知恵とは「低栄養患者・利用者を目の前に実践して改善ができる」ということです。栄養の書類が作成できても、目の前の患者・利用者の役に立てないのなら中身が伴っていません。

管理栄養士・栄養士は人の役に立てる素晴らしい仕事です。机上の栄養管理から抜け出して実践的な栄養管理を身につけましょう。

引用・参考文献

1）厚生労働省．医療施設動態調査（令和3年4月末概数）．（https://www.mhlw.go.jp/toukei/saikin/hw/iryosd/m21/dl/is2104_01.pdf，2021年11月閲覧）．
2）厚生労働省．令和元年介護サービス施設・事業所調査の概況．（https://www.mhlw.go.jp/toukei/saikin/hw/kaigo/service19/index.html，2021年11月閲覧）．

2 栄養ケアに必要な連携とは

栄養ケアに必要な連携

「連携」という言葉の意味を調べると「互いに連絡をとり協力して物事を行うこと」と記されています。また、連携の類語には共同、協調、協力などと記されています。このことから連携とは単一職種ではなく複数の職種や人数で行うチームプレイだと理解できます。そもそも医療・介護分野は、連携で成り立っています。単一職種で完了できる業務はわずかであり、いくら優れた専門家でも一人で成し遂げられることは少ないです。栄養部門の業務も医師の指示があって、食事提供や栄養食事指導は成り立ちます。食事提供をしても実際の配膳や食事介助は看護部や介護部の協力が欠かせません。こういったことも連携によって成り立つ業務です。連携のなかでもとくに重要とされる業務は、各種の加算として診療報酬や介護報酬に位置づけられています。栄養ケアに必要な連携にはさまざまなものがありますが、大きく分類すると同一施設内と外部施設との連携に分かれます。

同一施設内の連携

同一施設内の連携は、他職種・他部署です。例としてはNSTをはじめとしたチーム医療や介護保険施設の栄養ケア・マネジメントです。これらは多職種連携を基盤としており、それぞれの専門性をかけ合わせることで一定の効果が期待できます。栄養と名がつく多職種連携は、管理栄養士·栄養士がリーダーシップを発揮するとチームが機能しやすいです。それには、「自分に何ができるのか？」「何ができないのか？」を明確にすることです。各職種の役割とチーム活動の目的が明確になっていなければ、漠然と作業をするだけになります。そのチーム活動を展開するための委員会や会議をみれば、チームが活性化しているのか、漫然と行われているのかがよくわかります。チーム活動の目的が、漠然とした栄養状態の改善や診療報酬や介護報酬に記されている、昔からやっているからという理由では、効果がでなくて当然です。

管理栄養士・栄養士はおとなしく控えめな人が多いので、リーダーシップを発揮しろといわれても苦手に思うかもしれません。そこでおすすめは、関連職種のフォローをするという考え方です。もともと栄養介入は隙間をうめるような内容が多く、誰かがやらなければいけないおっくうな業務です。いわゆる縁の下の力持ちのような存在です。他職種は「どの食事を選べばよいかわからない」「経腸栄養剤は何を選択すればよいの？」と、私たちが日常的に行っている内容がわからないことも多いです。むずかしく考えないで、「自分にできることを明確にする。できないことは助け合う」精神での活動でよいと思います。そうした、お互いの立場を理解し尊重することが、業務改善や患者・利用者への貢献となります。実際の活動内容も、各職種から業務の具体的な課題をあげて一つずつ改善していくことが円滑な連携につながります。

外部施設との連携

外部施設との連携は、同一施設内の連携よりもむずかしいです。近隣施設の管理栄養士・栄養士の顔と名前を把握している人は少ないです。転勤や転職をすると、施設によって業務内容の差に驚くことも多いです。学会や研修会などつねに情報収集をしている職場を除いて、業務を漫然と行っている場合は「うちの常識はよその非常識」になっていることも珍しくありません。情報はつねに更新されていることを念頭において、学会や日本栄養士会などからの情報収集に努めましょう。ふだんの業務で困ったことがあれば「ほかの施設はどうしているか？」と考えるようにしましょう。その場合は、取り引きがある会社の担当者に確認することも有効です。栄養補助食品の開発・販売や給食材料を取り扱っている会社があってこそ、私たちの仕事は成り立ちます。筆者はこういった人たちは、栄養ケアチームの一員と考えています。栄養ケアを支援してくれる心強い存在ですから、一緒に業務改善に取り組みましょう。

外部施設との連携で注意したいはコンプライアンス（法令順守）です。近年、コンプライアンスの重要性から、情報の取り扱いが厳格化されています。情報を得るためには、正式な依頼ルートを知っておく必要があります。外部施設との情報交換は組織同士の立場になるので、個人のやりとりは控えましょう。電話による問い合わせをする場合は、ソーシャルワーカー（社会福祉士）につないでもらうことがおすすめです。ソーシャルワーカーは、施設の窓口を担う存在であり、人や施設間をつなぐ専門家です。社会資源や制度に対する幅広い知識と援助スキルをもち合わせた心強い存在です。入院・入所前の情報を確認したいときには、自身の施設のソーシャルワーカーをとおして、連携を図るとスムーズです。

業務上で各種診療や患者・利用者の栄養ケアに必要な連携を円滑にすすめるツールとして、書類による情報提供があります。しかし、その書類が施設の管理栄養士・栄養士に届くとは限りません。受ける側の課題として、届いた書類を誰に渡せばよいかわからないというケースがあります。その場合、「栄養と記載されている書類は栄養部門に連絡をください」と施設内でお知らせすることが有効です。送る側の課題としては、何が書いてあるかわからないというケースがあります。読む人が理解できるように可能な限り専門用語や略語は控えます。一定の基準として、施設内の看護師に読んでもらっておおむね理解できるようであればよいでしょう。「情報は届かなければ独り言」にならないように、中身のある連携を心がけましょう。

急性期病院への情報提供

疾病の増悪や健康状態の悪化で急性期病院に入院する場合は、入院前の栄養摂取状況が重要です。栄養投与ルートや栄養摂取量が明確であれば、即時的に入院後の栄養管理にいかすことができます。急性期病院では非経口栄養（静脈栄養・経腸栄養）による強制投与が可能であるため、本人の意思と関係なく栄養投与が可能です。食べていない期間が長期間であれば、リフィーディング症候群（**20ページ**参照）の危険があります。「食べていたか？」「食べていなかったか？」は栄養管理において客観的なデータです。入院時には看護師が付き添うことが多いため、看護師が情報を正確に伝えられることが重要です。栄養ケアの内容は、誰がみても明確に理解できるかを意識して記録しましょう。

医療と介護の連携

地域包括ケアシステムの推進に伴い、医療と介護の連携が求められています。「地域包括ケア」とインターネットで検索すれば、厚生労働省からの情報をはじめ、くわしい情報が確認できます。しかし、地域包括ケアと聞いても、ピンとこないのではないでしょうか？ 要するに、自分の住んでいる地域で栄養ケアをするうえで、医療・介護・在宅を切り離しては実現できないから連携しようと厚生労働省が訴えているわけです。

医療や介護は、どちらもやりがいのあるすばらしい仕事ですが、連携をむずかしくさせる要因の一つに医療と介護の性質の違いがあげられます。医療は治療（cure）を、介護は生活の世話（care）を基盤にしており、両者は水と油のように交わることがむずかしい面もあります。これは医療のなかでも急性期と慢性期でケアの方針や内容が異なることでも生じます。急性期と慢性期では環境が異なるため、同職種でも視点や専門性が異なります。それゆえに管理栄養士・栄養士でも栄養ケアの方針や手段が変わります。急性期と慢性期、医療と介護といったそれぞれの立場を理解することで、自らの専門性も深まります。自身が活動する地域にある施設の管理栄養士・栄養士の顔を知れば連携もしやすくなります。日ごろの業務や研修会をとおして顔がみえる関係性を構築しましょう。

第2章

栄養基準量の算出

1 エネルギー

栄養のプロフェッショナルとして

高齢者施設で働く管理栄養士・栄養士から寄せられる悩みでいちばん多いのは「実際の現場で患者・利用者の何をどうみればよいかわからない」という声です。管理栄養士は国が認めた唯一の栄養の専門家ですから、栄養という軸からみればよいのです。摂取栄養量から正しい判断を導くために栄養基準量を覚えることからはじめましょう。

必要エネルギーの算出

必要エネルギーは「現体重（kg）× kcal」で算出します。 その理由は、ハリス･ベネディクトの式は海外で考えられた1世紀も前の計算式[1)]ですし、状態が安定している日本の高齢者施設では、複雑な計算式に活動係数やストレス係数もあてはめがたいからです。何よりも筆者が複雑な計算式を頭に入れて瞬間的に必要エネルギーを算出するということができませんでした。

システムに計算式を組み込んで運用するには問題ないと思いますが、必要栄養量を栄養部門の机上で計算するのではなく、実践では他職種とのディスカッションのなかで瞬間的に算出することが大切だと考えているので、「現体重（kg）× kcal」での算出をおすすめします。

エネルギーの基準

エネルギーの基準は現体重をもとに3つに分けます（図）。

現体重（kg）× 10kcal

現体重（kg）× 10kcal は、絶食後や看取りの段階など、エネルギーが大きく不足している状態です。 長期間このエネルギー摂取量の患者・利用者が医療機関に緊急搬送されたとしましょう。もし、この状態で強制的に非経口栄養による高エネルギー投与が行われたら、リフィーディング症候群という致死的な代謝合併症の危険性が高くなります。こういったケースでは、施設でどれくらいの栄養量が摂取できていたかという情報が医療機関にとって、たいへん重要

現体重（kg）× 10kcal ＝ 初期栄養

- 絶食もしくは摂取不良が長期
- リフィーディング症候群のリスク※

現体重（kg）× 20kcal ＝ 基礎代謝量

- ステップアップ
- 不足する期間が長期化しないように注意

現体重（kg）× 30kcal ＝ 療養生活

- 日常生活を営む目安量（軽いリハビリテーションをする程度）
- 活動量が増えればこれ以上にエネルギーアップが必要

体重 50kg の場合は？

10kcal ＝ 500kcal
20kcal ＝ 1,000kcal
30kcal ＝ 1,500kcal

※飢餓状態から急激な栄養投与によってひき起こされ、死に至る代謝合併症

図　エネルギーの基準

なものになります。

現体重（kg）× 20kcal

現体重（kg）× 20kcal は、基礎代謝量に相当するエネルギーです。この状態が長期で継続してしまうと、エネルギー不足からフレイル（虚弱）に陥ります。実際に高齢者施設ではこれくらいのエネルギーで管理されているケースをよくみかけますから、エネルギーを補いましょう。

現体重（kg）× 30kcal

現体重（kg）× 30kcal は、一般的な療養生活でリハビリテーションを行っている患者・利用者が該当します。これくらいのエネルギーが摂取できていれば適当ですが、活動量や体重の経過をみてこれ以上にエネルギーが必要と判断されれば、ただちにエネルギーを調整してください。

＊　＊　＊

現体重を使用する理由は初期の栄養プランニングよりも実際にやってみた結果の評価を重視しているためです。「食事提供量を 10 割食べているから大丈夫」と見落とされ、フレイルに陥り、要介護状態が悪化するケースも多いため、実際のエネルギー摂取量が足りているかどうかモニタリングで判断しましょう。

引用・参考文献

1）Harris, JA. et al. A Biometric Study of Human Basal Metabolism. Proc. Natl. Acad. Sci. U. S. A. 4（12）, 1918, 370-3.

2 たんぱく質・糖質・脂質

たんぱく質

たんぱく質は、現体重に対しておおむね1g/kg程度が適当と覚えましょう（図1）。また、エネルギーが不足しているのにたんぱく質を多くしてしまうと、エネルギー不足を補うためにたんぱく質が利用されてしまいます。ですから、エネルギーが充足されていることを確認して、たんぱく質の設定を行います。ただし、腎機能が低下している場合には設定量を少なく調整することもあります。高齢者は肉や魚など、かための食材を敬遠しやすいです。たんぱく質摂取量が低下している高齢者ではよく虚弱になりますから[1)]、たんぱく質制限の可否とたんぱく源をこまめに分けてとる必要があります。

近年、濃厚流動食の表示で見かけることが多くなった非たんぱく質カロリー/窒素比（non-protein calorie/nitrogen：NPC/N比）と、非たんぱく質エネルギー窒素比（non-protein energy/nitrogen：NPE/N比）は同じ意味で、たんぱく質量に対してほかのエネルギーをどれだけ使えばバランスよくたんぱく質が利用されるかを示す指標です。もともと静脈栄養の概念ですが、消化管での栄養素の損失を加味しても経腸栄養で活用できます。

経験則ですが、高齢者施設に入所する高齢者の場合、NPC/N比は180～200程度が適切な場合が多いです。この計算はNPC/N比から必要たんぱく質量を算出する方法（**図1**）とNPC/N比を計算する方法があります（**図2**）。たんぱく質量は腎機能に影響を与えます。そして、腎機能は水や電解質の代謝にも関係します。高齢者の多くはもともと腎疾患が原因で腎機能が悪化しているのではなく、心臓から送られる血液量が不足している状態や糖尿病など、二次的な要因によって悪化していることが多い印象です。

糖質

炭水化物は糖質＋食物繊維ですから「糖質」で記載します。糖質は、血糖値に直結する栄養素で血糖コントロール不良の場合に糖質エネルギー比率や摂取する量を調整します。**おおむね100g/日以上が必要です。**1日に400kcal程度がエネルギーとして供給されないと、人は自

	たんぱく質	エネルギー比率	NPC/N（NPE/N）
経口栄養	（現体重） 標準：1 ～ 1.2g 腎機能低下：0.8 ～ 0.6g たんぱく質付加：2g/kg まで	標準：13 ～ 20%	※調理による損失で変動あり
経腸栄養			標準：150 ～ 200 肝硬変・腎不全：300 ～ 500

（NPC/N から必要たんぱく質量を求める方法）
総エネルギー（kcal）÷（NPC/N ＋ 25）× 6.25
例：2,000kcal ÷（150 ＋ 25）× 6.25 ≒ 71g

図 1　必要たんぱく質量の算出

$$\text{NPC/N} = \frac{（総エネルギー量）－（たんぱく質のエネルギー量）}{たんぱく質の重量 \times 0.16^{※}}$$

※窒素量 ＝ たんぱく質の重量 ÷ 6.25 でも同じ。

例：総エネルギー量 1,200kcal、たんぱく質 42 g の場合

$$\frac{（総エネルギー量 1,200\text{kcal}）－（たんぱく質 42\text{g} \times 4 = 168）}{たんぱく質の重量 42\text{g} \times 0.16 = 6.72} = 153$$

図 2　NPC/N 比の算出

分の体を切り崩してエネルギーを補います。糖質が最低量入っていないと頭がはたらかずにボーっとする、意識がハッキリしないなどといった症状が現れます。

一般的に高齢者はホルモンのはたらきが低下しますので、血糖値は乱れやすくなります。覚えておきたいことは、高齢者では高血糖よりも低血糖の弊害が大きいということです。とくに経腸栄養では血糖値の変動が顕著に現れます。血糖値は目にみえませんが、お腹のなかに直接栄養剤を入れることで血糖値の乱高下が起こります。経腸栄養の投与速度の基準を覚えておきましょう（**表 1**）。

糖質は食事提供でもっともエネルギー比率が高い栄養素です。高齢者は経口摂取でも摂取エネルギーが糖質に偏りやすく、血糖値が上がりやすくなります。一般的に主食はやわらかめが好まれますし、油を控えめにした煮もの中心の咀嚼回数が少ない献立が提供されるのも理由の

表 1　必要糖質量と経腸栄養における投与速度

	糖質量	エネルギー比率	投与速度	留意点
経口栄養	100g/ 日 以上	標準：50 ～ 60% 耐糖能異常：50% 以下	―	食事を摂取する順序やほかの栄養素によって血糖値は変動
経腸栄養			胃投与 200mL/ 時間 空腸投与 100mL/ 時間	血糖値↑

表 2　必要脂質量

	エネルギー比率	投与速度	留意点
経口栄養	標準：20 ～ 30% 呼吸器疾患↑	―	経口摂取は少量が限界
経腸栄養		胃投与：200mL/ 時間 空腸投与：100mL/ 時間	消化器症状に注意

一つです。

間食は、楽しみの一つですから、厳しい間食の制限はおすすめしません。全体的な献立のバランスを PFC 比率でみて判断しましょう。

脂質

脂質は総エネルギー量に対して 20 ～ 30%程度が適当です（表 2）。医療現場では呼吸器疾患の場合に、二酸化炭素を増やさない目的で脂質摂取量を増やします。高齢者施設の献立展開は、流動食、三分粥食、五分粥食、七分粥食、全粥食といった消化管の安静をベースにつくられたものが普及しているため、脂質が少ない場合が多いです。

脂質は一般的に、太りやすくメタボリックシンドロームの原因になるという悪いイメージがあるようです。しかし、脳や細胞膜の大切な構成成分であり、免疫に関与する栄養素ですから、エネルギー比率を基準に積極的に取り入れましょう。

脂質はエネルギー産生栄養素のなかでも代謝経路が異なりますが、少量でエネルギー確保ができる点でも栄養状態を改善するための強い味方となりますし、血糖値を安定させてくれる面でも有効です。油断大敵という言葉がありますが、まさに油は断ってはいけません。ただし、日本人の場合は胃腸がデリケートにできているので、消化器症状が出現することも珍しくありません。脂質は経口摂取では限界があるので、中鎖脂肪酸（medium（ミディアム） chain（チェイン） triglyceride（トリグリセライド）：

MCT）などで上手に取り入れる工夫も必要です。

引用・参考文献

1）Kobayashi, S. et al. High protein intake is associated with low prevalence of frailty among old Japanese women : a multicenter cross-sectional study. Nutr. J. 12, 2013, 164.

管理栄養士・栄養士のお悩み解決Q&A

Q わからないことがあったときの調べ方を教えてください。

A 栄養ケアを実践すればわからないことがたくさん出てきます。大切なのは、わからないことを一つでも多くあげることです。そして、何がわからないかを具体的にすれば、明確な答えを得られやすくなりますし、あなたの知識向上につながります。わからないことの調べ方の方法を紹介します。

①インターネットの利用。最初は多少間違ったとしても概要を把握することが大切です。インターネットの検索エンジンに用語を入力して検索してもよいです。ただし、これだけは情報の正確性や専門性が乏しいので、学術的な情報を発信しているサイトで確認することが望ましいです。代表的なものに「J-STAGE」（https://www.jstage.jst.go.jp/browse/-char/ja, 2021年11月閲覧）や「メディカルオンライン」（https://www.medicalonline.jp/, 2021年11月閲覧）などがあります。無料で閲覧可能なら気軽に利用できますし、有料でも職場が契約している場合もあります。②メーカーに聞く。栄養・食品メーカーにはあなたの施設の担当者がいます。まずは、担当者の名前と連絡先を把握しましょう。わからなければ、栄養補助食品、濃厚流動食、とろみ調整食品をみて、会社名を確認します。ホームページや商品カタログなどで連絡先を調べて「担当者に連絡したい」と伝えましょう。担当者に相談すれば、近隣施設がどうしているか、また、先ほど紹介した文献検索などで情報を調べてもらえます。筆者はメーカーも大切なチームの一員と考えています。親身になって相談にのってくれる担当者も多いので、ぜひ声をかけてみましょう。③誰かに聞く。医療・介護の業界は、専門職の集まりです。施設内に限らず、外部施設を含めれば多くの人とかかわれることがメリットです。自身が卒業した養成校の先生、研修会で知り合った人、セミナーを聴講した講師などを上手に活用しましょう。自分の施設に聞ける人がいなくても、心配いりません。現在は、インターネット、ソーシャル・ネットワーキング・サービス（social networking service；SNS）が普及して全国どこでもつながることが可能ですから、あなたの周りにも相談ができる人はたくさんいるのです。

3 食塩（NaCl）

栄養の基盤は水と電解質

私たちは水を飲んだり食事をとって、水や電解質を摂取していますが、ほぼ同じ量を体外に排出してバランスをとっています。体の水分量や電解質の濃度をつねに一定に維持することを「ホメオスタシス（恒常性）」といい、生命維持には不可欠なはたらきです。

何らかの原因でこの恒常性が崩れた場合に、体液の異常を是正することが栄養ケアの基本であり、それによって病態の治療・回復が促進されます。まさに水と電解質の管理は栄養の基盤なのです。しかし、実際の栄養ケアをみていると、水や電解質を、エネルギーやたんぱく質といった栄養素と切り分けて考えてしまい、食塩については高血圧患者の制限時にしか結びつけられていない印象を受けます。「むずかしそう」と苦手意識をもっている人も安心してください。ポイントを知れば、水と電解質は簡単に使いこなせます。実践で使いこなせるレベルとは、他職種との話し合いのなかで水・電解質の計算と設定量が導けることをいいます。まずは栄養ケアで必須となる電解質から学びましょう。

電解質を表す単位

電解質は、電荷を帯びて＋や－になるものをいいます。電解質の単位として「mol（モル）」や「Eq（イクイバレント）」があります。mol は粒子の集合体を表す単位です。粒子は物質を構成するとても小さなものの集まりで、1 つや 2 つといった単体で扱うことはせずに mol という単位を使います。調理でも米を 1 粒ではなく 1 合と計量するのと同じだと考えればわかりやすいです。mol を 1000 分の 1 にしたものが mmol（ミリモル）です。mmol に＋や－といった電荷の数をかけ算したものが mEq（ミリイクイバレント）になります。ミリイクイバレントは省略してメックと呼ばれます。Na^{+}は電荷の数が 1 ですから、10mmol は 10mEq になります。Ca^{2+}は電荷の数が 2 ですから、10mmol は 20mEq になります。

実践で必要なことは「栄養ケアで使われる単位は mEq（メック）」と覚えておくことです。 mEq を使う理由は、電解質が体のなかで、重さではなく個数で管理されているからです。たとえば、卵を50gや100gの重さで表すか、1個や2個の個数で表すかの違いと考えればよいです。そして、**医師の指示や処方薬は、mEqを共通の単位にしているので、mEqを用いてアプローチするほうが他職種に意味も伝わりやすいです。**管理栄養士・栄養士は、g、mg、μgといった重さの単位を使うことが多く、mEqになじみがないのでむずかしく感じるかもしれませんが、電解質の表し方が少しだけ違うだけなのです。

食塩（NaCl）

調理に欠かせない食塩（NaCl）は、給食管理では「食塩○g」と表します。NaClは、体内でNa^+とCl^-で存在します。Na^+は電解質のなかで主人公のような存在です。「浸透圧」という体液の濃度にいちばんの影響力をもっています。

Na^+と水は大親友でいつも一緒に行動しています。そのため、浮腫の場合に食塩制限をすることで体のなかにある余分な水を引くことにつながります。**食塩1gあたりで200～300mLの水が牽引されるため、水と食塩は一緒に考えることが重要です。**しかし、高齢者での食塩制限は柔軟な対応が必要です。食塩は食欲につながるので、食塩制限をしていると、食事の味がうすくて食べられないと訴えられることもあります。**食塩1gあたりの降圧効果は、収縮期血圧がおおむね1mmHg**[1)]**といわれていますから**、現在の血圧や処方薬を確認して食塩量を考えます。食塩制限をする場合にも、食欲不振に陥らない程度の味つけにしましょう。高齢者で食塩が不足することで起こりやすいのが脱水です。塩からいものを食べた後に水分をほしくなった経験があると思います。これは食塩をとると体内の恒常性のために水分をとりたくなるからです。また、適切な食塩は食欲を増進させます。高齢者が風邪や体調不良で食事が食べられない場合に無理な食塩制限を続けていると、栄養不良の悪循環に陥りやすくなります（**図**）。

NaClは夫婦のような関係で、Na^+が夫、Cl^-が妻のような存在です。Cl^-は、Na^+とともに行動します。食欲が増進されるのもCl^-がはたらくことで胃酸が分泌されるからです。Cl^-はNa^+を内助の功のように立てていますが、体のなかに一大事が起こると独立した動きをします。体のなかの一大事というのは、酸性とアルカリ性のバランスが崩れたときです。このバランスは厳密に管理されていますが、命にかかわるようなときはCl^-がそのバランスを保つのに重要なはたらきをします。

食塩の換算

食塩相当量（g）とNa^+（mg）の換算式は、栄養士養成校でも習っているはずです。実践の栄養ケアで覚えたいことは、食塩相当量とmEqを換算できることです。そうすれば、食事、経

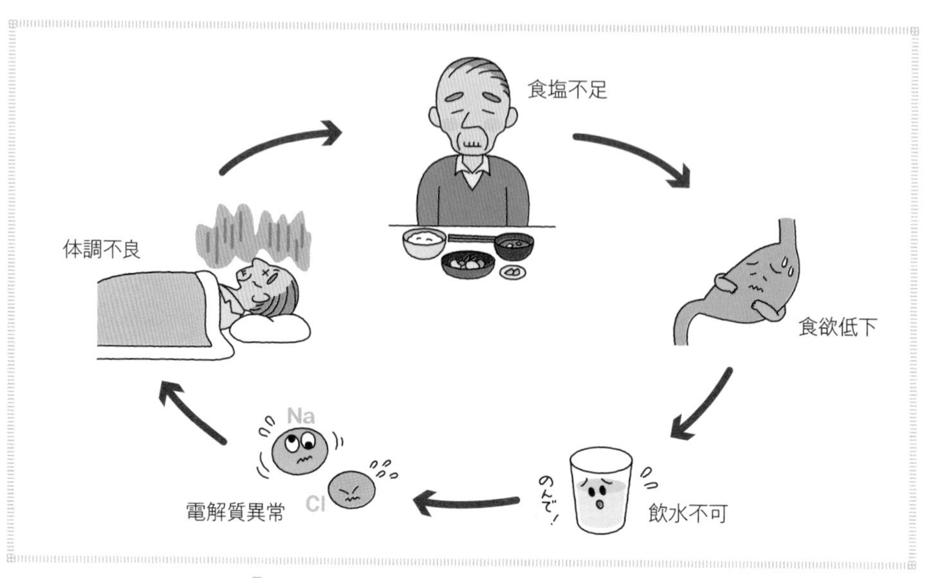

図　食塩と水不足による栄養不良の悪循環

腸栄養剤、処方薬など、すべての食塩相当量を合算できます。管理栄養士・栄養士はすべての電解質量を把握しやすい立場にいるので、他職種からの信頼を得るチャンスになります。

ポイントとして「食塩 1g = Na^+ 17mEq」と覚えましょう。一般的な食事で 1 日の食塩量は 8g 程度の場合、食塩 8g × 17mEq で、Na^+ 136mEq です。食塩制限で食塩量が 6g なら食塩 6g × 17mEq で、Na^+ 102mEq です。**体を維持するためにおおむね必要となる量を維持量といいます。Na^+の維持量は 70 ～ 100mEq です。**NaCl と mEq 換算の例を示します（**表 1**）。

生活習慣病予防の面から、食塩摂取量が多いと脳血管疾患や心疾患などのリスクになることはよく知られています。反対に高齢者の場合は、食塩摂取量が少ないことで栄養不良に陥ることもあります。Na^+の維持量を摂取できないと電解質異常を起こしやすくなり、脱水や食欲不振といった症状が現れやすくなります。また、高齢者施設では厳密な食事制限は必要としないことも多いです。経験則ですが、Na^+摂取量はおおむね 5mEq 単位で把握すればよいと思います。薬を溶かす目的で生理食塩液が使われますし、利尿薬が処方されていると NaCl の調整が重要になります。

誰に向けて何を目的に使うかで換算が異なる

食塩について栄養とは独立して考えているかもしれませんが、NaCl は栄養ケアと密接に関係するので、食塩相当量を自由に換算できるようになりましょう。食塩の換算方法は、給食管

表1　NaCl と mEq 換算の例

	食塩（g）	Na^+（mEq）	
		計算式（食塩 [g] × 17 [mEq]）	概算値
一般的な食事	10	10 × 17 = 170	170
	8	8 × 17 = 136	130
食塩制限食	6	6 × 17 = 102	100
厳しい食塩制限食	3	3 × 17 = 51	50

Na^+の維持量：NaCl（食塩）4 ～ 6g = 70 ～ 100mEq

表2　食塩（NaCl）の換算

Na^+（mg）⇔ 食塩相当量（g）

- ▶ Na^+（mg）= 食塩相当量（g）÷ 2.54 × 1,000
- ▶食塩相当量（g）= Na^+（mg）× 2.54 ÷ 1,000
  - ・献立作成に必要な換算式
  - ・mEq 換算するために Na^+（mg）と食塩相当量（g）の換算が必要

Na^+（mEq）⇔ 食塩相当量（g）

- ▶ Na^+（mEq）= 食塩相当量（g）× 17
- ▶食塩相当量（g）= Na^+（mEq）÷ 17
  - ・臨床栄養に必要な換算式
  - ・医師の指示を栄養ケアで介入するために食塩相当量（g）と Na^+（mEq）の換算が必要

理の献立作成で必要な換算式と臨床栄養で必要な他職種とチームアプローチをするための換算式で使い方が異なります（**表2**）。誰に向けて何を目的に使うかで換算が異なることを知っているとさまざまな場面で活用できます。

　管理栄養士・栄養士が使い慣れている g や mg は生体内では単位が大きすぎるので、ミクロの世界では mEq という単位が使われます。ホメオスタシスをととのえるには食塩 0.3g 以下の管理となるので、献立レベルの管理から 1 つ上の管理を目指していきましょう。

引用・参考文献

1）Kobayashi, S. et al. High protein intake is associated with low prevalence of frailty among old Japanese women : a multicenter cross-sectional study. Nutr. J. 12, 2013, 164.

4 カリウム（K^+）

カリウムはナトリウムのライバル

カリウム（K^+）は、神経の興奮を伝えて筋肉を収縮させるはたらきがあります。それ以外に酸性やアルカリ性のバランス（酸塩基平衡）や血圧の調整をしています。ナトリウム（Na^+）は、浸透圧に対して影響力が強いのですが、K^+もそれに匹敵する影響力をもっています。体のなかには「ナトリウム－カリウムポンプ」というしくみがあります。これは細胞内外の電解質を維持するために重要なはたらきをしています。Na^+はK^+とのライバル関係で、体のなかのバランスを維持しています。

K^+は、心臓に強い影響力をもつ電解質ですから、扱い方を誤ると命にかかわります。あまり意識することはないかもしれませんが、K^+が低値の状態ではさまざまな症状が現れます。骨格筋の脱力感、筋力減退、筋萎縮や腱反射の低下が認められ、神経や筋肉がうまくはたらきません。結果として体をうまく動かせない状態になり、瞬間的に力を入れたりするような場合に不具合を生じます。リハビリテーションを行っているのに力が入らないなど、嚥下機能が低下している場合にK^+を見直すことが必要かもしれません。それ以外にも腸管の平滑筋が影響を受けると、腸の蠕動低下、腹部膨満、嘔吐などを生じます。その結果、麻痺性イレウスや下痢を誘発しやすくなります。K^+はまさに栄養ケアに欠かせない電解質ですから意識してみましょう。

カリウムの出納

日常でよくみられるのが、下痢によるK^+の喪失です。汗ではNa^+とクロール（Cl^-）の喪失が多いのですが、便ではNa^+やCl^-に比べてK^+を多く喪失します（**表1**）[1、2]。ひどい下痢になると１日に何回も排便をくり返します。食物繊維の摂取がすすめられますが、K^+の補給も忘れないようにしましょう。

K^+が体の外へ捨てられてしまうことで、K^+不足に陥り、体調不良の原因になっていることもあります。K^+の多くはたんぱく源に含まれています。腎臓病食でたんぱく源となる食品を調

表1　体液の電解質組成（mEq/L）（文献1、2を参考に作成）

	平均液量（mL/24時間）	電解質濃度（mEq/L）				pH
		Na^+	K^+	Cl^-	HCO_3^-	
血漿	−	136～145	3.5～5.5	98～106	23～28	7.4
唾液	1,500	9	25.8	10	12～18	6.0～7.0
胃液	2,500	10～110	1～32	8～55	0	1.0～3.5
胆汁	500	134～156	3.9～6.3	83～110	38	7.8
膵液	700	113～153	2.6～7.4	54～95	110	8.0～8.3
小腸液	3,000	72～120	3.5～6.8	69～127	30	7.8～8.0
便	100	＜10	＜10	＜15	＜15	−
汗	500～4,000	30～70	0～5	30～70	0	−

便はカリウムの喪失に注意する。

整したり、生野菜を水にさらして、K^+を制限します。高血圧管理ではK^+を多く含む食品を積極的に摂取することがすすめられます。しかし、K^+は日常の栄養管理と切り離して考えられてしまうような印象を受けます。高齢者の場合は、たんぱく源の摂取が消極的になってしまい、調理によってもK^+が失われます。机上の栄養価計算より実際には少ない提供量になっていることが多いので、K^+の出納がととのっているかをモニタリングしましょう。

栄養ケアの基本はこういった電解質のバランスを調整することからはじまります。

カリウムの換算

K^+をmEqとmgで換算する場合は、1mEq＝39mgと覚えましょう。さらに計算を簡単に行いたいのであれば、1mEq＝40mgでもおおむねの目安となります。K^+を制限した食事は、1,500mg（40mEq）、一般的な食事は2,300mg（60mEq）程度になります。**体のなかを最低限維持するために必要なK^+の維持量が1,500～2,300mg（40～60mEq）に相当します**（表2）。

K^+が多い代表的な食品にバナナがあります。バナナに関して、筆者が経験した苦いエピソードを紹介します。医師から「バナナ1本でK^+は何mEq入っているの？」と質問をされました。突然のことにパニックになった筆者は急いで食品成分表を調べて「360mgくらいです」と返答しました。すると、医師は困った顔をして「そうか……ありがとう」といいました。当時の

表2　カリウムの mg と mEq の換算例

	カリウム (mg)	カリウム（mEq）	
		計算式 mg ÷ 39mEq	概算値
カリウムを制限した食事	1,500	1,500 ÷ 39 ≒ 38	40
一般的な食事	2,300	2,300 ÷ 39 ≒ 58	60

カリウム 1mEq = 39mg（40mg）
カリウムの維持量：約 1,500 ～ 2,300mg = 40 ～ 60mEq

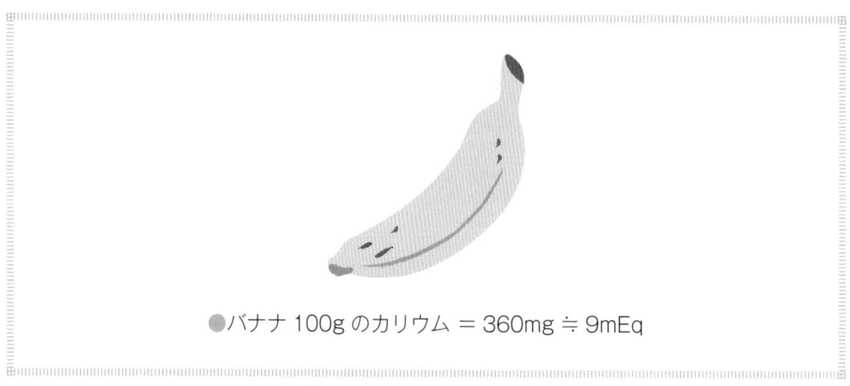
●バナナ 100g のカリウム = 360mg ≒ 9mEq

図　バナナのカリウム

私は「mEq」という言葉を聞いたことがなく、医師がそのような質問をする意図も理解していませんでした。思い返すと、医師は静脈栄養や処方薬以外に食事でどれくらいの K^+ が摂取されているのかを知りたかったのです。mEq で答えなければならないところを mg で返答してしまったため、困惑させてしまったのです。今、思い出しても恥ずかしいエピソードですが、読者のみなさんはこういった経験をしないように、K^+ の mg と mEq を換算できるようにしておきましょう。

バナナ 100g で K^+ が 360mg 含まれています。mEq に換算すると「360mg ÷ 39mEq =約 9mEq」になります（図）。K^+ で注意したいのは、投与方法によってその効力がまったく異なるということです。バナナ 2 本で K^+ は約 18mEq ですが、バナナ 2 本を一気に口から食べたとしても一般的に K^+ が原因で死んでしまうことはないはずです。しかし、K^+ を強制的に投与する静脈栄養で、同じ量のカリウム製剤を一気に投与すると心臓が止まってしまう危険性があります。利尿薬には、Na^+、Cl^-、K^+ を捨てる種類と K^+ を保つはたらきをする種類があります。実際にK^+を補給する薬剤はよく処方されますから、食事や経腸栄養剤を含めた総合的な量を把握することが大切です。薬剤が追加されていないかを注意深くみましょう。

引用・参考文献

1) Galdberger, E. A Primer of Water, Electrolyte and Acid-base Syndromes. 4th ed. Philadelphia, Lea & Febiger, 1970, 447p.
2) Gamble, J. L. Chemical Anatomy, Physiology and Pathology of Extracellular Fluid. 6th ed. Cambridge. Harvard. University. Press. 1954, 172.

column 管理栄養士・栄養士のスキルアップコラム

経口補水療法

脱水症のための食事療法（経口補水療法）に用いるものが経口補水液です。代表的な経口補水液としてオーエスワン®（大塚製薬工場）があります。経口摂取可能な患者・利用者の下痢、経口摂取不良などによる脱水症に有効です。生理的な水・電解質組成を経口摂取できるため「飲む点滴」ともいわれます。さらに、安価で手軽に活用できるという点でも栄養ケアの強い味方です。施設で経口補水液を採用できない場合でも、献立を工夫することである程度の対応はできます。うどん、粥に梅干し、すいかに食塩、スポーツ飲料や野菜ジュースに食塩なども経口補水療法といえます。体調を崩した際には、食欲も低下していますので、まずは水分や食塩を補うことで栄養の土台をととのえましょう。

オーエスワン® 100mL あたりの栄養成分表示

- エネルギー…10kcal
- たんぱく質…0g
- 脂質…0g
- 炭水化物…2.5g
- 食塩相当量…0.292g（Na^+ 115mg ≒ 5mEq）
- カリウム…78mg（≒ 2mEq）
- 浸透圧…260mOsm/L

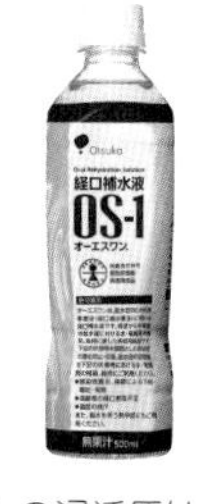

※浸透圧は体液の維持に重要な役割を果たしている。人の浸透圧は285＋5mOsm/Lであり、それに近い生理的な組成でつくられている。

5 水① 栄養ケアと水分管理

人の体は水でできている

水は人が生きていくために欠かせないものです。一般成人の身体組成は固体成分 40%と液体成分 60%に分けられ（**図 1**）、水分含有比でみると水が多い場所と少ない場所に分けられます。水分含有比が多い場所は、血液、臓器、筋肉、皮膚などです。全身の筋肉組織は体重の 40%以上を占め、全身の皮膚は体重の約 8%になります[1]。

一般成人は、筋肉、皮膚、血液で、全身水分量の半分以上を占めます[2]。そのなかでもとくに大切なのが筋肉で、体内の水分保持は筋肉があってこそ成り立つといえます。一方で、水分含有比が少ない場所が骨と脂肪です。骨はかたく体を支える大黒柱となり、重要な臓器を守っています。脂肪はやわらかく体を包み込み、エネルギーの貯蔵源、体温保持、衝撃から身を守るクッションになりますし、脳の主要な構成成分です。

人の体は水の多い場所と少ない場所が絶妙なバランスによって生命活動を営んでいます。このバランスを調整するために、体のなかの水を巡らせるという考え方が必要になります。

体のなかを巡る水

代謝は水分管理によって大きく変化します。体のなかの液体を「体液」と呼びます。水分管理は体液管理と考えるとよいでしょう。体液の役割は大きく 4 つあります。①必要な栄養と酸素を運ぶ、②不要な老廃物を運ぶ、③体温を調整する、④体の水分量や電解質の濃度を一定に維持する恒常性（ホメオスタシス）の維持です。とくに恒常性が崩れた際に、体液の異常を是正することは治療の基本であり、病態の治療・回復には欠かせないため、水分管理は栄養管理の基本なのです。

体のなかを巡る水は、血液（動脈・静脈）、リンパ液、脳脊髄液に分けられ、川の流れのように各臓器とつながっています。食品で水と油が混ざり合うことは異質ですが、食事を摂取したときには小腸上皮細胞からトリグリセリドがカイロミクロンとなってリンパ管に入ります。リンパ系は免疫に関与するので、腸管を使う栄養ケアが免疫力の向上につながる重要なしくみの

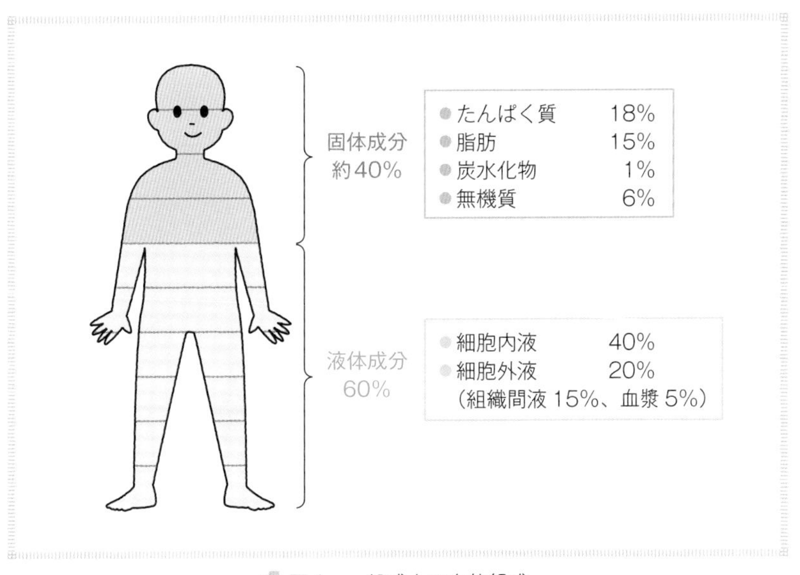

図1　一般成人の身体組成

一つとなります。

水はこういった体のしくみを機能させるために体のなかを巡っています。もし、体のなかを水が巡らなければ、各臓器は機能しなくなってしまいますから、水分管理は重要です。

個体差が大きい水分管理

年齢や性別などによって体液量に差が生じます（図2）。年齢が若ければ体液量は多く、高齢になると体液量が減少します。一般的に女性は男性よりも筋肉量が少なく、皮下脂肪が多いため、体液量も少なくなります。高齢になれば活動量も減り、運動機能が低下し、筋肉量は減少します。**体内の水分含有量が多い場所は筋肉ですから、「筋肉量の減少＝体液量の減少」ととらえます。**人によって体格や筋肉量が異なるため、実際に自分の目でみて、体に触れ、水分量の設定を調整します。

人は環境に合わせて生きていくために、体内の水分許容範囲が広くなっています。高齢者は口渇感を感じづらく、暑さや寒さに対する反応が弱くなるため、ケアで調整します。生物は個体能力や環境によって水分代謝を調整する力が異なるため、個体差が大きくなります。患者・利用者の水分量を一律に設定していることで、体の不具合につながる場合もありますから、モニタリングで調整しましょう。

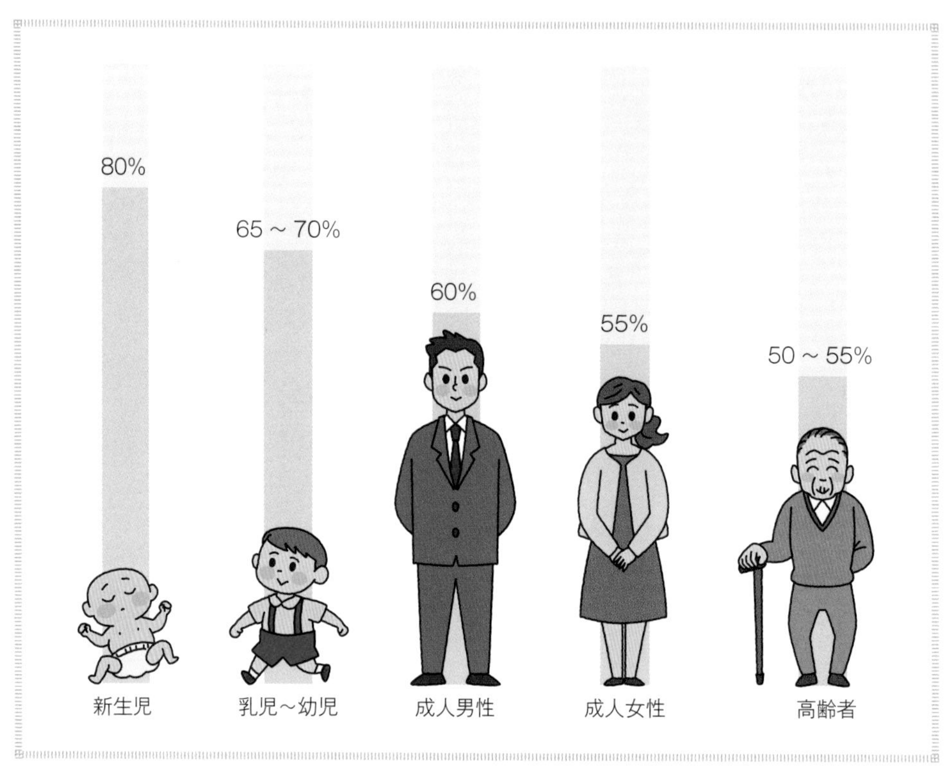

図2　年齢や性別ごとの体液量

水を制する者は栄養を制する

栄養ケアといえば「エネルギーやたんぱく質を補う」ととらえられがちですが、その前提に水分管理が適切に行われている必要があります。

以前、筆者が高齢者施設の管理栄養士を対象に水分管理のアンケートを行いました。するとほぼ全員から「水分管理はむずかしい」「苦手」と回答がありました。さらに内容を掘り下げると、**表**のような回答がありました。アンケートの結果からも、水分管理について心不全の水制限のイメージしかない、エネルギーやたんぱく質に比べて何をどうしたらよいかわからない管理栄養士・栄養士が多いようです。そうなってしまった理由は、管理栄養士・栄養士が水について具体的にアプローチする機会が少ないからだと思います。管理栄養士・栄養士は食事の提供にとどまり、何を食べてどれくらい排泄したかを一連の流れでみていないと感じます。栄養ケアに必要な考え方は「食べてから体の外に出るまでしっかり見届ける」ことです。

他職種は日ごろから水分管理にかかわる機会が多く、認識も高いと感じます。医師は入院し

表　水分管理に関するアンケートの結果

▶心不全の水制限しか覚えていない。
▶水分管理といっても何に、どのようにかかわればよいかわからない。
▶栄養ケアと水がどのように結びつくか理解できない。
▶水分量の設定をどのようにすればよいかわからない。
▶水分管理は具体的に何を提案すればよいかわからない。　　　　など

たら最初に静脈栄養を指示することが多くありますし、看護師が医師の指示に基づいて診療の補助や療養上の世話を行っています。介護福祉士は食事摂取量や飲水量、排尿量や排便量を確認します。管理栄養士・栄養士も食事や飲水量といった摂取量と、排尿量や排便回数といった排泄量を確認することで、多職種と意見交換できますし、患者・利用者の健康維持につながります。筆者が最初に栄養ケアに成功したケースも、水分管理によって食思不振が改善されたことでした。患者がどんどん元気になっていく姿を看護師や介護福祉士と目のあたりにして驚いたことを覚えています。まさに「水を制する者は栄養を制する」と実感した瞬間でした。

引用・参考文献

1）田中正敏．水とヒト：生理的立場から．人間と生活環境．6（2），1999，85-91．
2）特集：水と人体生理．空気調和・衛生工学．53（7），1979，611-48．

column　**管理栄養士・栄養士のスキルアップコラム**

他施設との電話連絡

他施設の管理栄養士・栄養士と電話連絡をする場合は、ビジネスマナーが重要です。まず、電話をかける時間に気を配りましょう。標準的な施設の勤務時間は8時30分から17時程度のことが多いです。先方への心遣いとして、出勤直後や退勤直前の連絡は控えてください。おおよその時間の目安として朝は9時すぎから、夕方は16時ごろまでに連絡を終えるほうが無難です。また、昼食の提供間際や提供時間は業務が立て込んでいることも多く、避けたほうがよいです。電話は、声だけで内容を把握しなければならないため、対面するよりもコミュニケーションスキルが必要です。確認したい内容を簡潔にまとめて手短に済ませます。そして、「ありがとうございます」「○○について理解することができて、助かりました」など、感謝の言葉を伝えるのを忘れないようにしましょう。上手に話ができなくても心遣いや感謝の気持ちが伝われば、いつでも連絡をとりあえる関係性を構築できます。

6 水② 水分量の設定

水分管理をイメージしてみよう

人体の半分以上は水でできています。その水は体のなかで川のように流れて全身を巡っています。高齢者は水・電解質異常を生じやすく、日常的に脱水や溢水（いっすい）になります。

脱水は川の水が不足して川の流れが途切れている状態、逆に溢水は川の水が溢れて洪水を起こしている状態とイメージするとよいでしょう。体のなかの水のイメージを**図1**に示します。ペットボトルを人にみたてて、ふた側を頭部、底側を足底部とします。体のなかの水には適量があり、重力による影響で立った状態では水は足にたまりやすくなります。体を巡る水が不足すれば、全身の臓器に栄養や酸素は行き渡りませんし、過剰であっても全身の臓器が溺れた状態となり、体に不具合を生じます。ペットボトルにギュッと圧力をかけて押し込むと、なかの液体が上に押し出されます。このような現象は、心臓や足のポンプ機能によって全身に水が行き渡るようになることと同じです。

しかし、脱水では水の量が不足していますから、いくらポンプ機能を使っても全身に水が巡りません。人が生きていくために優先的に水を巡らせる臓器は脳や心臓で、優先順位が高い臓器に水を巡らせるために、それ以外の臓器に水が巡る量を少なくして補うしくみがあります。この状態では手足も冷たくなり、体の末端まで水が巡らなくなります。

次に、人が寝た状態とギャッチアップした状態の体のなかの水のイメージを**図2**に示します。ペットボトルを横に置いた状態を人が寝た状態とします。寝た状態では、重力によって頭から足まで水が一定に巡りやすくなります。寝た状態では、立つ、座るよりも心臓への水の出入りが頻繁に行われるため心臓の仕事量が増えます。心不全の人が「寝ると息苦しくなる、座っているほうが楽」と訴えるのはこれが理由です。ギャッチアップをすると、水の流れが変化します。重症では水の流れの変化に対応できず、体を起き上がらせることができません。その理由は全身に水が巡らないため、血管のなかの水（血液）の量が不足して血圧が上がらないからです。ベッドから起き上がって食事をとったり、経腸栄養を行うには、血圧が安定し、ギャッチアップが可能になっていないといけません。ベッド上でギャッチアップできない、いすに座れ

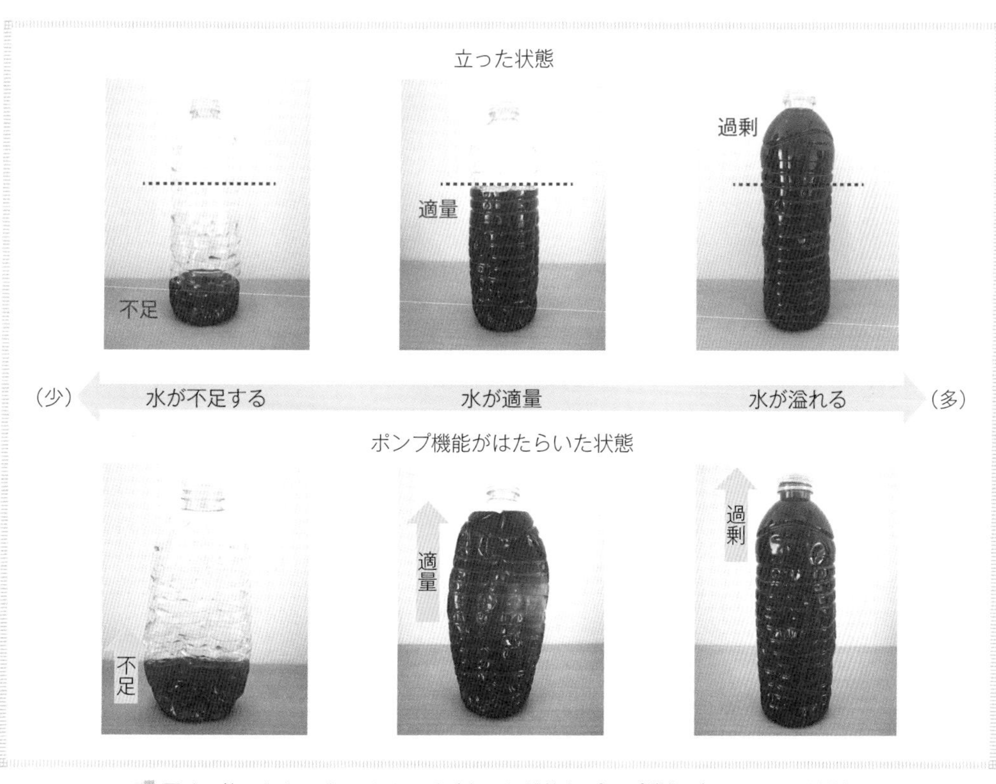

図1　体のなかの水のイメージ（立った状態とポンプ機能がはたらいた状態）

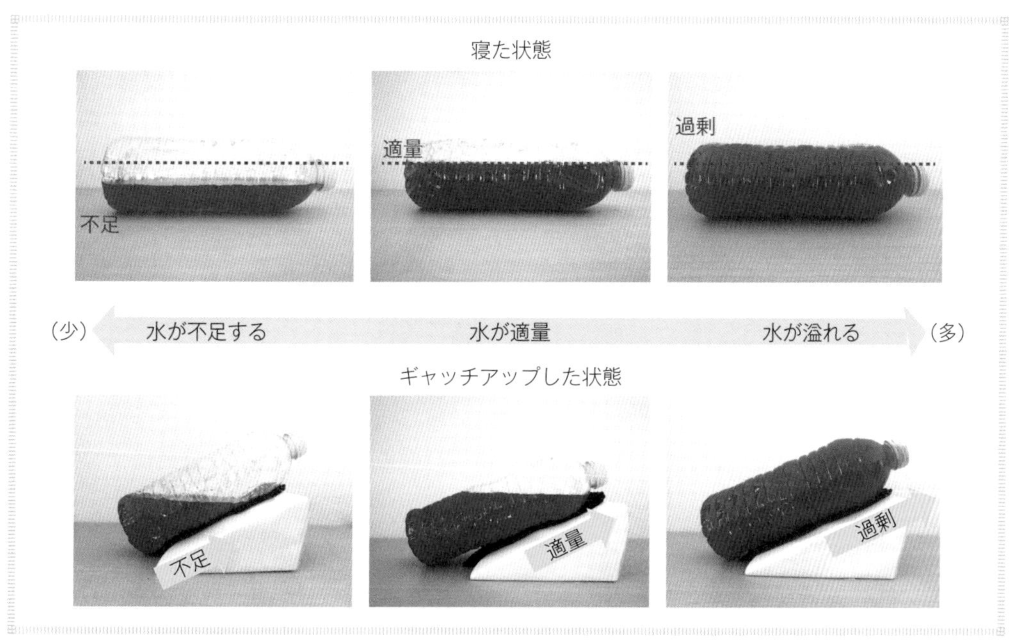

図2　体のなかの水のイメージ（寝た状態とギャッチアップした状態）

第2章　栄養基準量の算出

ない患者・利用者に対しては、体のなかの水に意識を向けることが必要です。

脱水と溢水

人は脱水と溢水のどちらに弱いでしょうか？ 筆者は脱水に弱いと考えています。その理由は、栄養の過剰摂取を続けた場合とまったく栄養を摂取しなかった場合を比較すると、まったく栄養を摂取しなかったほうが早く生命活動を営めなくなるからです。生物は栄養を体内にとり込めなければ、自らの体を切り崩して生命活動を営みますが、それにも限界があります。とくに**水・電解質は代謝に早く反応し、生命活動に影響を与えるため、3日間隔での管理をおすすめします。**脱水や溢水は発症頻度が高く、たとえわずかな期間であっても注意が必要です。

脱水は筋肉や神経の障害を誘発するため、それを契機に誤嚥性肺炎、尿路感染症、認知症など、さまざまな不具合をひき起こします。溢水は過剰な水が溢れることで体のなかの電解質がうすまり、食思不振、傾眠、せん妄などをひき起こします。高齢者は心不全が多く、入院する原因の33％が食塩や水分制限の不徹底といわれています[1]。高齢者施設の利用者は水･電解質異常による健康状態の悪化が多いですから、日常の栄養ケアで水分量の設定が重要となります。

水分量の設定

水分量は、食事と飲水を含めた設定量になります。食事中の水分量は栄養計算ソフトがなくても算出可能です。概算式ですが、**主食が米飯の場合、「エネルギー量（kcal）× 0.8 = 水分量（mL）」と考えます。**ただし、全粥や分粥などは米飯に比べて水分量が増加しますから、この概算式から補正を行ってください。高齢者施設の患者・利用者には**水分量は「現体重（kg）× 30 ～ 40mL/ 日」という指標があてはめられます**[2]。

筆者は「現体重（kg）× 30mL/ 日」を初期設定とすることが多いです。その理由として、水分量は初期の設定量よりも水分管理を行った結果であるモニタリングを重視しているからです。**最初に水分設定を行った日から３～７日程度のモニタリング期間を設け、脱水や溢水の評価を行います。**脱水の多くは脇の下が乾燥しています。気になる患者・利用者がいたら脇の下に手を入れて乾燥の有無を確認したり、排尿量が確保されているかを確認しましょう。

溢水の多くは浮腫があります。体重の確認やイン（IN）の水分量（食事・水分）とアウト（OUT）の排泄量（排尿、排便、発汗など）を合わせて、水分や食塩の過剰がないかを確認します。水分量の調整が必要であれば「現体重（kg）× 30mL ± 5mL/ 日」で水分設定量を変更します。それでも改善がみられなければ「現体重（kg）× 30mL ± 10mL/ 日」に変更します。

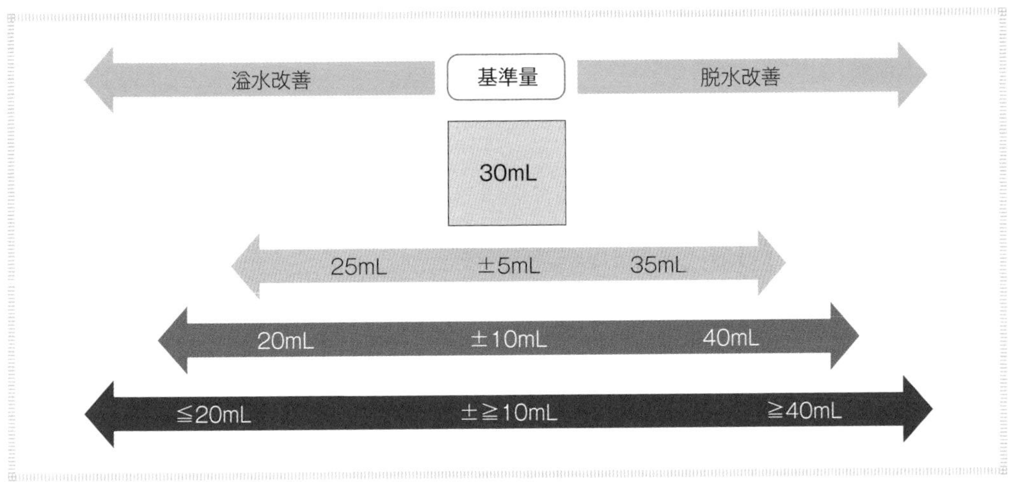

図3 水分量の目安

さらに調整が必要であれば、それ以上の「現体重（kg）× 30mL ± 10mL 以上／日」で補正を検討します（**図3**）。ポイントとして、体が小さい、筋肉量が少ない高齢者は水･電解質異常を起こしやすいので、体格、脱水、誤嚥性肺炎、尿路感染症、心不全による体調悪化をくり返していないかをこれまでの生活歴や病歴から確認して、水分量を設定しましょう。

引用・参考文献

1） Tsuchihashi, M. et al. Clinical characteristics and prognosis of hospitalized patients with congestive heart failure：a study in Fukuoka, Japan. Jpn. Circ. J. 64（12）, 2000, 953-9.

2） 日本静脈経腸栄養学会編. "栄養投与量の決定". 日本静脈経腸栄養ガイドライン. 第3版. 東京, 照林社, 2013, 143.

7 ビタミン

ビタミンは体を元気にする手助けをしている

ビタミンは、健康を維持していくためになくてはならない微量栄養素のうち、体内で合成できないか、必要量を合成できないために食品から摂取する必要性のある有機化合物（炭素を主成分とする化合物）です。

ビタミンには体が元気になるイメージがありませんか？ 疲労回復を目的に飲む栄養ドリンクもビタミンを豊富に含みます。ビタミンは栄養代謝に関与する栄養素で、エネルギー産生や体を元気にする手助けをします。一般的にビタミンは13種類あり、油脂に溶ける脂溶性ビタミンと水に溶ける水溶性ビタミンに分けられ、食事摂取基準や欠乏症状が示されています（**表1、2**）[1〜3]。ビタミンが欠乏すると、倦怠感、食欲不振、口内炎、貧血など、さまざまな体の不具合を生じます。

ビタミンKを代表とする一部のビタミンは腸内細菌から供給されますが、胃切除による後遺症や栄養摂取量の不足からビタミンが欠乏しやすくなります。また、ビタミンの過剰摂取が治療に不具合を生じるケースもあるので注意が必要です。

治療にかかわるビタミンK

ビタミンの過剰摂取が治療に不具合を生じるケースを紹介します。ワルファリンカリウム（ワーファリン）という薬剤は、血液をサラサラにする効果があります。心臓や脳などに血栓ができやすい疾患をもっている場合、この薬剤が処方されていることも珍しくありません。ビタミンKの過剰摂取により、ワルファリンカリウムの効果に影響をおよぼします。ビタミンKの摂取量が1日最高250μgのときはワルファリンカリウムに影響がなかったと報告されています[4]。ビタミンKを過剰摂取しないために注意すべき代表的な食品が納豆です。それ以外にもクロレラや青汁などもビタミンKを豊富に含みますから、食事提供に注意するとともに、患者・利用者の健康補助食品にも関心をもちましょう。

表1　ビタミンの食事摂取基準（文献1、2を参考に作成）

栄養素			単位	75歳以上	推定平均必要量	推奨量	目安量	耐容上限量
ビタミン	脂溶性	ビタミンA	μgRAE/日	男性/女性	550/450	800/650	−	2,700
		ビタミンD	μg/日	男性/女性	−	−	8.5	100
		ビタミンE	mg/日	男性/女性	−	−	6.5	750/650
		ビタミンK	μg/日	男性/女性	−	−	150	−
	水溶性	ビタミンB_1	mg/日	男性/女性	1.0/0.8	1.2/0.9	−	−
		ビタミンB_2	mg/日	男性/女性	1.1/0.9	1.3/1.0	−	−
		ビタミンB_6	mg/日	男性/女性	1.1/1.0	1.4/1.1	−	50/40
		ビタミンB_{12}	μg/日	男性/女性	2.0	2.4	−	−
		パントテン酸	mg/日	男性/女性	−	−	6/5	−
		ビオチン	μg/日	男性/女性	−	−	50	−
		ナイアシン	mgNE/日	男性/女性	11/9	13/10	−	300/250
		葉酸	μg/日	男性/女性	200	240	−	900
		ビタミンC	mg/日	男性/女性	80	100	−	−

ビタミンの名称と処方薬

管理栄養士・栄養士は、臨床で必要になるビタミンの一般名（化学名）について知らないことが多いようです。ビタミンB_1はチアミン、ビタミンB_2はリボフラビンなどの一般名があります（表3）。**処方薬の成分は一般名で記載され、医師や薬剤師にもチアミンやリボフラビンといった名称で伝わっています。**ビタミン欠乏を薬剤で処方して補給されることも珍しくありませんので、食事以外にも処方薬の名称を覚えておくとよいでしょう。それぞれの**ビタミンの一般名や処方薬を知っておくことで、摂取量を合算できるので、栄養の過不足を把握するうえで役立ちます。**また、食事でビタミンが不足する場合にも薬剤で補給するという提案も可能になります。

ビタミンを薬剤で補給するという方法

薬局でビタミン剤をよくみかけます。アリナミン®は、液体や錠剤など、用途に合わせて数

表2　ビタミンの生理作用（文献3を参考に作成）

栄養成分			おもなはたらき	欠乏症状
ビタミン	脂溶性	ビタミンA	動脈硬化予防、粘膜皮膚を正常に保つ、免疫機能維持	皮膚や粘膜の上皮の角化
		ビタミンD	カルシウム・リンの吸収促進、骨の形成、維持を促す	低カルシウム血症、骨軟化症
		ビタミンE	毛細血管の血行促進、過酸化酸素の分解	溶血性貧血
		ビタミンK	血液凝固作用、骨へのカルシウム沈着	血液凝固時間の遅延
	水溶性	ビタミン B_1	糖質の代謝、脳や神経を正常に保つ	脚気、ウエルニッケ脳症、浮腫、倦怠感、食欲不振
		ビタミン B_2	健康な皮膚、爪をつくる、口内炎予防、成長促進	口内炎、口角炎、舌炎、脂漏性皮膚炎
		ビタミン B_6	皮膚や髪を丈夫にする、たんぱく質・脂質代謝	皮膚炎、貧血、免疫力低下
		ビタミン B_{12}	造血作用、核酸の生合成	悪性貧血、末梢神経障害
		パントテン酸	免疫力強化、副腎皮質ホルモンの合成	焼けるような足の痛み、副腎障害、抗体産生能低下
		ビオチン	皮膚・髪を健康に保つ	乾いたうろこ状の皮膚炎、萎縮性舌炎
		ナイアシン	糖質・脂質・たんぱく質の代謝、血行促進	ナイアシン欠乏症（ペラグラ）、皮膚炎
		葉酸	造血作用、口内炎予防、たんぱく質と核酸の合成	巨赤芽球性貧血、出血傾向の病気に対する抵抗減少
		ビタミンC	コラーゲン合成、抗酸化作用、血管・皮膚・粘膜強化	壊血病、皮下出血

種類がラインナップされています。筆者もビタミンB群を補給する目的で医師や薬剤師に相談したうえで、錠剤のアリナミン®を家族に購入してもらって利用することがありますし、医師の指示で処方薬として補給することもあります。しかし、薬剤は副作用もあるので、注意が必要になります。胃腸が弱い人では、吐き気、嘔吐、胃部不快感などが出現します。栄養補給は時に治療の役目を担うこともあるので、専門職と検討してから実施しましょう。

ビタミン B_1 は代謝の要

ビタミン B_1 は、体内で糖質がエネルギーに代わるときにはたらく酵素をサポートするため

表3　ビタミンの名称と処方薬

区分	ビタミン名	一般名（化学名）	処方薬
脂溶性	ビタミンA	レチノール	チガソン®
	ビタミンD	カルシフェロール	エディロール®、アルファロール®
	ビタミンE	トコフェロール	ユベラ®
	ビタミンK	フィロキノン（フィトナジオン）・メナキノン	グラケー®、ケイツー®、ケーワン®
水溶性	ビタミン B_1	チアミン	アリナミン®
	ビタミン B_2	リボフラビン	フラビタン®、ハイボン®
	ビタミン B_6	ピリドキシン	ピドキサール®
	ビタミン B_{12}	コバラミン	メチコバール®
	パントテン酸（ビタミン B_5）	パントテン酸	パントシン®
	ビオチン（ビタミン B_7・ビタミンH）	ビオチン	ビオチン
	ナイアシン	ニコチン酸・ニコチンアミド	ストミンA®
	葉酸	プロテイルグルタミン酸	フォリアミン®
	ビタミンC	アスコルビン酸	アスコルビン酸、ハイシー®

（混合ビタミンB群）ビタメジン®：B_1、B_6、B_{12}。ビタノイリン：B_1、B_2、B_6、B_{12}。
（高カロリー輸液用総合ビタミン剤）オーツカMV注：A、D、E、K、B_1、B_2、B_6、B_{12}、パントテン酸、ナイアシン、ビオチン。

に必要です。ビタミン B_1 の食事摂取基準は75歳以上の推奨量が男性1.2mg、女性0.9mgです。投与ルートで基準量をみると、経口栄養と経腸栄養はおおむね一緒と考えてよいでしょう。しかし、静脈栄養では3mgとなります（**表4**）。

近年の静脈栄養製剤では、ビタミン B_1 を6mg含有しているものも販売されています。静脈栄養が糖質を大量に投与できるため、それに見合ったビタミン B_1 が必要になるからです。筆者の経験側ですが、ビタミン B_1 は薬剤やサプリメントの過剰投与を除き、食品の過剰摂取で健康障害を生じたというケースは見あたりません。ビタミン B_1 による健康障害は摂取不足によって体調不良に陥っているケースが多いと感じます。

ビタミン B_1 は、体内貯蔵量が30mgと少なく、各種ビタミンのなかでも摂取しなければもっとも早く欠乏するビタミンです。ビタミン B_1 が不足すると、乳酸アシドーシスといって体

表4　ビタミン B_1 の基準量と注意点

	経口栄養	経腸栄養	静脈栄養
ビタミン B_1	1.2mg/0.9mg（男性 / 女性）		3mg

・投与ルートによって基準となる量が異なる。
・ビタミン B_1 は糖代謝に関与する。
・代表的な欠乏症は、静脈栄養における乳酸アシドーシス。
・ビタミン B_1 の欠乏で食欲不振、疲労感、浮腫が出現する。

表5　エレンタール®配合内用剤の成分組成（1袋80g）

成分	ビタミン	含有量
チアミン塩酸塩	B_1	194μg
リボフラビン	B_2	201μg
ピリドキシン	B_6	220μg
シアノコバラミン	B_{12}	0.7μg
アスコルビン酸	C	7.8mg
レチノール	A	195μg
α-トコフェロール	E	2.99mg
エルゴカシフェロール	D	1.33μg
フィトナジオン	K	9μg

1g = 1,000mg、1mg = 1,000μg。
ビタミン B_1（チアミン塩酸塩）194μg = 0.194mg。

のなかに乳酸が蓄積して酸性に傾いてしまう重篤な病態になります。よくみられるのは、疲労感、浮腫、食欲不振といった症状です。食事からのエネルギー摂取比率は糖質がもっとも高いのですが、給食で使用される代表的なたんぱく源で可食部100gあたりのビタミン B_1 含量が1mgを超える食品は存在しません。鶏肉やさけといった食品だけではビタミン B_1 の摂取量が不足しやすくなります。

さらに、高齢者に多い糖尿病はビタミン B_1 が不足しやすい代表的な疾患ですし、心不全で利尿薬を内服していている場合も欠乏しやすくなります。こういった高齢者ではビタミン B_1 が不足しやすいと考えて、食材の選定や栄養補助食品を積極的に利用していきましょう。

ビタミンの含有量はmg（ミリグラム）やμg（マイクログラム）で表記されます。g、mg、μgは1/1,000で変換されますから、1g = 1,000mg、1mg = 1,000μgとなります。成分栄養剤のエレンタール®配合内用剤を例にすると、ビタミン B_1（チアミン）が194μgは0.194mgということになります（**表5**）。食事と薬剤で合わせてどれくらいのビタミンが摂取されているかがわかると、食事や薬剤を合わせた総合的な栄養ケアにつながります。

引用・参考文献

1）伊藤貞嘉ほか監修．"脂溶性ビタミンの食事摂取基準"．日本人の食事摂取基準（2020年版）．東京，第一出版，2020，205-8.
2）伊藤貞嘉ほか監修．"水溶性ビタミンの食事摂取基準"．前掲書1），257-65.
3）香川明夫監修．"食品成分表2020資料編：食品と栄養"．七訂食品成分表2020．東京，女子栄養大学出版部，2020，64-5.

第3章

バイタルサインの見方

1 体温

病態把握の基礎知識

高齢者施設では、画像診断や血液検査は日常的に行えません。必然的に栄養ケアは限られた情報で行うため、どこでも簡便に実施可能なものを活用します。情報を栄養ケアに活用することができれば、管理栄養士・栄養士の強い味方になります。

管理栄養士・栄養士は、病名と数字で教育されてきたこともあり、病態把握が苦手な人も多いです。糖尿病食ならエネルギー制限、高血圧なら食塩制限と、画一的な対応を行っていたため、基本的な病態の知識を身につける機会に恵まれてこなかったことも原因の一つです。病態把握を行うには、まず基本的な知識として、バイタルサインをみることからはじめましょう。

バイタルサイン（vital signs）は、バイタルとも略されます。生命（vital）の兆候（sign）という意味で、生命に関するもっとも基本的な情報といえます。**体温、血圧、脈拍、呼吸状態の 4 つを指すことが多いのですが、筆者はこの 4 つに、尿、便、IN・OUT を加えた病態把握を推奨します**（図 1）。栄養ケアの基本は、目の前に存在する情報で判断することです。

バイタルサインを栄養ケアに活用する

バイタルサインを栄養ケアに活用するためには、①**各バイタルサインの正常値を覚える、②バイタルサインの記録（検温表）から変化をみる、③バイタルサインの項目を組み合わせることが大切です。**

バイタルサインの記録は、検温表や検温板といわれる形式で記録されていることが多いです。数値だけで記載されているなら、自分で図 2 のように書くことで、バイタルサインの変化が目でみてわかりやすくなります。

バイタルサインは 1 つの項目でみるよりも、いくつかの項目を重ね合わせることで病態把握に役立ちます。たとえば、発熱があった場合は「食欲がなくなる→食事摂取量が低下する→飲水量も不足する→尿量が減る・濃縮尿が出る→血圧が低下する・脈圧（収縮期血圧と拡張期血圧の差）が狭まる」といった一連の変化がみられます。バイタルサインを活用すれば、検温表

バイタルサイン（vital signs）の略称をバイタルと呼ぶ。
生命（vital）の兆候（sign）と訳され、生命に関するもっとも基本的な情報。

体温、血圧、脈拍、呼吸状態

＋

尿、便、IN・OUT

図1　バイタルサインとは

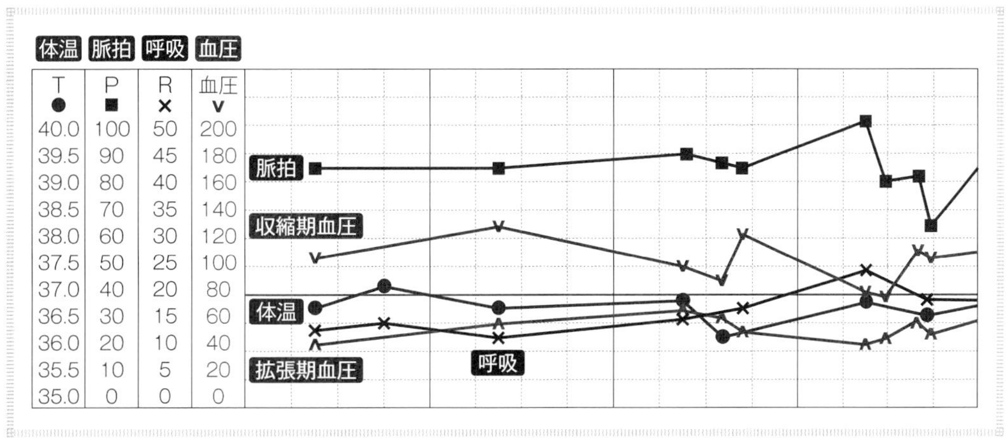

図2　バイタルサインの記録（検温表）
体温37℃に線があり、異常を発見しやすいようになっている。

をみただけでも患者・利用者の異常に気づけますし、その先の変化まで予測できます。

体温と発熱

体温は、体の温度のことです。一般的には脇の下（腋窩（えきか））で計測した数値をいいます。英語ではBT（body（ボディ） temperature（テンパーチャー））、ドイツ語ではKT（Korper（ケルペル） Temperatur（テンペラトゥール））ですが、一般的にBTと表記されます。発熱は、脳の視床下部の体温調整中枢の設定温度が高く設定された結果として起こる体温の異常上昇です。「熱発（ねっぱつ）」という言葉も聞かれますが、これは業界用語で、正式な名称は「発熱（はつねつ）」です。「体に何らかの異常があると生体防御反応として発熱する」と簡単に覚えておきましょう。

体温は、一般に36～37℃の範囲を平熱、37～37.5℃前後を微熱、39～41℃を高熱とい

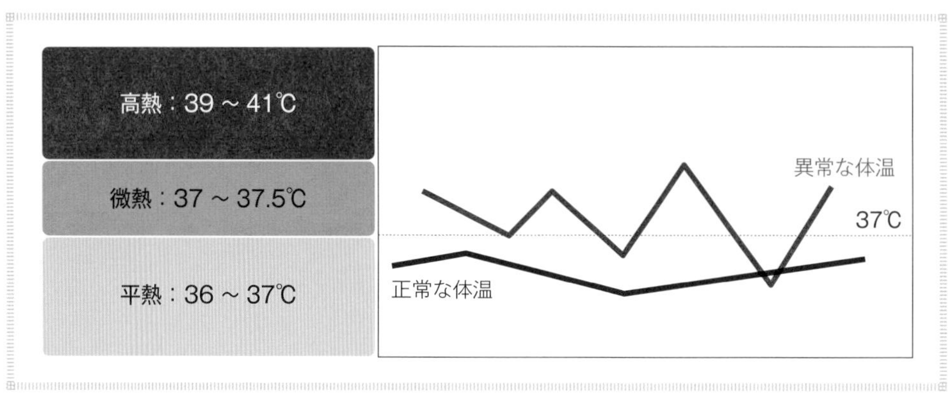

図 3　体温の変化

平熱には個人差があるので、患者・利用者の平熱を把握しておくとよい。

います[1)]。発熱とは、37.5℃以上を示すことが多いようですが、人によって平熱は異なるので、平熱から 1℃上昇したら発熱したと考えてよいでしょう。日ごろから患者・利用者の平熱を把握しておくと、異常の早期発見につながります。発熱の有無は、医療処置を受ける基準となりますから、しばらく微熱が続いている、急に発熱が起こったなど、体温の上昇度やパターンを観察します（図 3）。

急な発熱で多いのは、細菌やウイルスによる感染症です。これらは、日常の栄養ケアで、水・電解質異常を是正することによって、重症化を防げるケースが少なくありません。がんやリウマチなどの慢性的な炎症や唾液の誤嚥では微熱が続きます。尿路感染症は夕方から夜間にかけての発熱が多いですし、寝たきりで布団をかけて熱がこもっているために体温の上昇がみられることもあります。それとは逆に、体温が上がらないケースもあります。高齢者は筋肉量が少なく、平熱が低くなりやすいため、本来は高熱が出るような場合にも熱が出ないケースがありますし、抗炎症薬やステロイドといった薬剤の影響でも同様の結果がみられます。ですから、体温以外のバイタルサインも総合的にみて、全身状態の観察が必要です。発熱は血液検査よりも鋭敏に健康状態に反映することが多いため、日ごろの観察によってケアにつなげることが大切です。

発熱時のケア

発熱が起こると、体力は低下し、脱水や食欲不振など、さまざまな症状につながります。一般的な発熱に対する対症療法として、氷や冷却シートで体を冷やすクーリングや解熱薬を投薬する方法が行われます。体温が上昇するとき、患者・利用者から「ゾクゾクする」「寒気がす

表　発熱時の栄養ケアのポイント

①発熱 1℃上昇＝約 200mL の水を追加
※水と一緒に維持量の NaCl がとれているかを確認
②食欲が出てきたら消化のよいものでエネルギーアップ

る」と訴えがあれば、悪寒戦慄が起こり、末梢の血管が収縮して循環が悪くなっています。こういったケースに気がつかないと、重篤な症状に至ることもありますので、患者・利用者の訴えに耳を傾けましょう。

発熱時のケアとして、体温が上がりきると体全体が熱くなるため、薄着にするとよいです。頸部、腋窩、鼠径部は、太い血管が表層部にあるため、効果的に熱を冷やせます。市販の冷却シートは、前額部に貼っても効果は少なく、位置がずれて鼻や口が覆われて窒息するケースもあります。

発熱があると、倦怠感や頭痛、食欲不振、筋肉痛や関節痛を生じて、低栄養の要因になります。栄養ケアのポイントは、第一に脱水にしないことです。とくに連日の発熱では、食欲が低下して食事摂取量が確保できません。脱水状態で必要エネルギー量が確保できなければ、衰弱します。**発熱で体温が1℃上昇したら、おおむね 200mL の水分を追加して、維持量の NaCl がとれているかを確認します。**水・電解質を確保した後に食欲が回復したら、エネルギー消費が亢進した分を考慮して消化のよいものを中心に栄養補給します（**表**）。発熱によって食事摂取量が確保できないからといって、脱水へのアプローチをしないまま高濃度の栄養補助食品を摂取すると、さらに食欲低下、悪心、嘔吐につながることもあります。まずは水・電解質の確保に目を向けましょう。

引用・参考文献

1）足立香代子．“バイタルサイン（体温，血圧，脈拍，呼吸）”．足立香代子の実践栄養管理パーフェクトマスター．東京，学研メディカル秀潤社，2010，23.

血圧

血圧とは

血圧は、血液が血管壁に与える圧力のことです。簡単にいえば心臓から出た血液が血管を押す力です。英語ではBP（blood pressure）といいます。血圧は一般的に上腕で測定した動脈の圧力を指し、単位はmmHg（ミリメートル・エイチ・ジー）です。血液を押し出す圧力がもっとも高いときの血圧を収縮期血圧（上の血圧）、血液の流れがもっとも緩やかなときの血圧を拡張期血圧（下の血圧）と呼びます（**図1**）。

心拍出量（心臓から送り出す血液の量）と末梢血管抵抗（血液の流れにくさ）で、血圧が決まります（**図2**）。心拍出量が多いほど、または末梢血管抵抗が高いほど血圧が高くなります。

血圧は、体のさまざまな機能によって調整されています。測定時間や季節、環境などに左右されやすいので、測定値が変わりやすいという性質を理解しておきましょう。自律神経のはたらきによって日内変動が生じるので、血圧は起床とともに上昇し、日中が高く、夜間になると低く、睡眠中がもっとも低くなります。このことから、測定時間によって血圧の測定値は変わります。季節変動では、寒い冬は、血管が収縮して血流を減らし、熱が体の外へ逃げるのを防ぐため、血圧が高くなります。暑い夏は、熱を体の外へ放出しようと血管が広がって、血圧が低くなります。寒暖差が大きいと血圧が変動しやすくなるので、冬は脳心血管病が増加します。精神的なストレスの有無、在宅や病院といった測定する場所や測定する人などによって起こる変動もあります。

高齢者高血圧の特徴

血管は加齢とともに老化し、動脈硬化が発生します。動脈硬化が進行すると、血管壁がかたくなり、弾力が失われて、血圧が高くなります。

高齢者高血圧の特徴として、①収縮期血圧が高く、拡張期血圧は低い、収縮期高血圧の頻度が多くなる、②血圧変動が大きく、家庭血圧が正常で、診察室血圧が高血圧となる白衣高血圧が増加する、③夜間の血圧が下がらないタイプや早朝に血圧が高くなるケースが増加する、④

ミリメートルエイチジー
130/80mmHg
収縮期血圧（上の血圧）／拡張期血圧（下の血圧）

図1　血圧（blood pressure；BP）
血圧とは、血液が血管壁に与える圧力のこと。

血圧 ＝ 心拍出量 × 末梢血管抵抗

- 心拍出量（1回拍出量 × 心拍数）
  ⇒心臓から送り出す血液の量、血管を巡る血液の量
- 末梢血管抵抗（血管床の面積、動脈壁の弾性、血液粘度など）
  ⇒血液の流れにくさ

図2　血圧の決定因子

起立性低血圧や食後血圧の低下が増加する、⑤腎臓や肝臓の機能低下により降圧薬の効果が過剰に現れて低血圧になる、などがあげられます。

高血圧

血圧は測定値によって、正常、高血圧、低血圧に分類されます（**表1**）。血圧が高い状態を高血圧といいます。高血圧は、①本態性高血圧（原因が特定できないもの）、②二次性高血圧（高血圧の原因疾患があるもの）の大きく2つに分類されます。高血圧の大半は本態性高血圧といわれます。高血圧は加齢とともに増加し、高齢者の多くが高血圧に罹患しているといわれています[1)]。高血圧に自覚症状はほとんどありませんが、かなり血圧が高くなると、頭痛、めまい、肩こりなどが起こりやすくなります。

高血圧は脳心血管病の最大の危険因子です。降圧治療の目的は、脳心血管病のリスクを抑制し、死亡率を減少させることにあります。降圧治療の有用性は多くの研究で明らかにされており、原則として、高齢者でも積極的な降圧治療が推奨されます。生活習慣病予防の観点で、管理栄養士・栄養士も日常的に食事療法に深くかかわっているのです。

日本高血圧学会の『高血圧治療ガイドライン2019』では、高血圧と診断されて治療が必要

表1　血圧の分類

▶正常血圧：120/80mmHg 未満
▶高血圧：140/90mmHg 以上
▶低血圧：収縮期血圧 100mmHg 未満で何らかの症状がある

表2　降圧目標（文献2を参考に作成）

	診察室血圧	家庭血圧
75 歳未満（成人）	130/80mmHg 未満	125/75mmHg 未満
75 歳以上（高齢者）	140/90mmHg 未満	135/85mmHg 未満
糖尿病患者	130/80mmHg 未満	125/75mmHg 未満
慢性腎不全患者（たんぱく尿陽性）	130/80mmHg 未満	125/75mmHg 未満
脳血管障害患者 （両側頸動脈狭窄や脳主幹動脈閉塞あり、または未評価）	140/90mmHg 未満	135/85mmHg 未満
脳血管障害患者 （両側頸動脈狭窄や脳主幹動脈閉塞なし）	130/80mmHg 未満	135/85mmHg 未満
冠動脈疾患患者	130/80mmHg 未満	130/80mmHg 未満
抗血栓薬を服用中の患者	130/80mmHg 未満	130/80mmHg 未満

となった場合の降圧目標を示しています（**表2**）[2)]。降圧目標を達成するために**表3**のような治療が行われます。脳心血管病イベントのリスクを低下させるために厳格な血圧管理は重要です。高齢者でも比較的健康で元気な場合は、厳格な降圧療法が予後を改善させる可能性もありますが、減塩や食事制限は食欲低下や低栄養をまねくリスクもあります。

認知症の発症は、高血圧が原因の一つといわれています。日本老年医学会の『高齢者高血圧診療ガイドライン 2017』によると、適切な降圧治療が認知症発症予防にはたらくかは一定の結論を得られていませんが、認知機能を悪化させることはないそうです。ただし、過度の降圧は、認知機能低下と関連する可能性が高く、避けるべきとしています。また、介護保険施設の入所者で高度な身体機能低下を伴う場合は、厳格な降圧治療が予後を悪化させる可能性があるとしています[3)]。

高血圧は数値そのものの厳密な管理よりも、患者・利用者がこれまでにどのような疾患や経過をたどって現在に至ったのか、どのような日常を過ごしているのかを配慮して判断することが求められます。

表3　高血圧治療の基本

- 減塩（食塩6g以下／日）
- 野菜やくだものの積極的摂取（K^+、食物繊維の補給）
- 飽和脂肪酸の摂取量を調整
- 肥満の解消（適正体重の維持）
- 運動
- アルコール摂取制限（節酒）
- 禁煙

上記を見直しても改善しない場合には降圧薬治療を開始する

低血圧

血圧が低い状態を低血圧といいます。低血圧は、①本態性低血圧（原因が特定できないもの）、②二次性低血圧（さまざまな原因により二次的に血圧が低下した状態）の大きく2つに分類されます。低血圧の症状は、めまい、ふらつき、立ちくらみ、倦怠感、疲れやすい、眠気、手足が冷たい、失神、食欲不振などです。高齢者低血圧を来す代表的な例は、起立性低血圧、パーキンソン病、心不全、糖尿病、がん、腎不全、アルツハイマー型認知症などです。栄養面では、低ナトリウム血症、低栄養、脱水などです。高齢者は一般的に食塩感受性が高く、減塩は血圧管理に有効と考えられますが、過剰な減塩な食欲を低下させ、低栄養や脱水の誘因となります。それ以外にも、降圧薬や向精神病薬などによる薬剤性の低血圧もあります。

日常のケアで頻度が多いのが起立性低血圧です。起立性低血圧はいすからの立ち上がりやベッドのギャッチアップをした際に血圧が低下してしまう病態で、いわゆる立ちくらみの症状を伴うことが多いです。起立時に収縮期血圧20mmHg以上かつ／または拡張期血圧10mmHg以上の低下があれば、起立性低血圧と診断されます。血圧が安定していなければ、食事をとることもできませんので、食事をはじめる前の準備や生活時間への配慮も必要です。

食後低血圧は、食後1～2時間以内に収縮期血圧20mmHg以上かつ／または拡張期血圧10mmHg以上血圧が低下する病態です。これは食事をとることで、血液が内臓の血管に集まり、血圧が低下することで起こります。経口栄養や経腸栄養といったお腹を使う栄養ケアは栄養摂取に伴って血圧変動が起こると覚えておきましょう。

入浴も血圧変動が起こりやすいので、水分摂取を促すとともにめまいや転倒に注意してください。そのほかにも、排便失神といって高齢者は排便により副交感神経の反射を介して血圧が低下して意識が一時的になくなることがあります。便秘があって排便を促す際に緩下薬を使用する場合など、血圧の低下に注意しましょう。

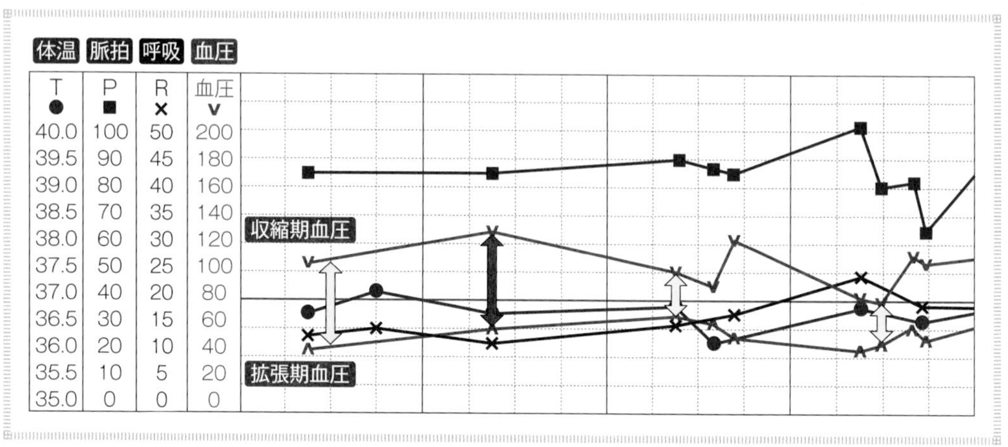

図3　脈圧

収縮期血圧と拡張期血圧の差を脈圧という。通常30mmHg以上が望ましいとされる。30mmHg未満を脈圧狭小という。脱水、ショックなど、脈拍の増加を来す病態で、脈圧狭小がみられる。

脈圧

収縮期血圧と拡張期血圧の差を脈圧といいます。通常30mmHg以上が望ましいとされていますが、30mmHg未満に脈圧が狭まった状態を脈圧狭小といいます。脱水やショック（急性に発症する全身性の循環障害で、細胞の代謝障害、臓器不全を来して生命の危機に至る病態）などの脈拍の増加を来す病態で、脈圧狭小がみられます。脈圧は、「提供されている食事の食塩設定量は適切か」「水分や電解質の過不足がないか」といった栄養ケアの指標になります。具体的には、高血圧で減塩食の指示が出されている場合でも、血圧が低く、脈圧狭小がみられる場合に「今、減塩食が必要なのか」と考えるきっかけになればよいと思います。患者・利用者の変化に気づくためには、**図3**のように検温表で血圧の経過を確認できようにすると、脈圧が広くなっているところと狭まっているところがわかりやすくなります。血圧と脈圧の変化を合わせてみていくことで、さらに高い視点の栄養ケアにつなげることができます。

引用・参考文献

1）辰巳友佳子ほか．我が国における血圧の推移：測定法の推移も含め．日本循環器病予防学会誌．53（2），2018，93-102.
2）日本高血圧学会高血圧治療ガイドライン作成委員会編．“降圧目標”．高血圧治療ガイドライン2019．東京，ライフサイエンス出版，2019，52-3.
3）日本老年医学会「高齢者の生活習慣病管理ガイドライン」作成ワーキング．“高齢者高血圧に対する降圧薬治療は，認知症 発症を抑制できるか？”．高齢者高血圧診療ガイドライン2017．日本老年医学会雑誌．54（3），2017，254-7.

3 脈拍・呼吸

脈拍

心拍数とは、一定の時間内に心臓が拍動する回数をいいます。脈拍数とは、心臓が血液を送り出す際に動脈から触知する拍動の回数です。**脈拍（pulse）は正常で 60 ～ 80 回 / 分**、加齢とともに脈拍は少なくなる傾向があり、**高齢者は 60 ～ 70 回 / 分です**（表 1）。男性より女性のほうが脈拍数が多い傾向にあり、男性は 65 ～ 70 回 / 分、女性は 70 ～ 80 回 / 分といわれています。60 回 / 分以下で脈拍が少ないことを徐脈といい、100 回 / 分以上で脈拍が多いことを頻脈といいます。健康な人の脈拍は規則正しいリズムですが、不整脈は脈拍が速い、遅い、乱れるといった症状が現れます。

心臓の拍動すべてが末梢の血管で感知されるわけではないため、かならずしも脈拍数＝心拍数とはいえません。いくら心臓が動いていてもそれが有効な脈でなければ、全身の細胞に必要な酸素や栄養が送られません。脈拍を確認することは体の隅々に血液が行き渡っているかを評価していることになるのです。

高齢者では、脈拍が速くなるケースに遭遇することが多いです。脈拍が速くなる生活の要因は、緊張、運動、入浴、食事などです。病態では、発熱、感染症、心臓疾患、呼吸器疾患、出血や貧血、循環血液量減少があります。人の体は血圧が低下するとそれを維持しようとして脈拍が増えるしくみになっています。

自転車のタイヤに空気を入れることをイメージしてください。空気入れが心臓の拍動、送り出される空気が血液とします。大人はグッと力を込めると、空気入れの上から下まで一気に押し込めるので、1 回の動作で多くの空気がタイヤに入れられます。しかし、小さな子どもでは力が足らないため、空気入れを途中までしか押し込めず、1 回の動作でわずかな空気しか入りません。空気量 / 回の不足分を仕事回数で補うため、余計なエネルギーを消費します。このように脈拍と血圧は密接な関係にあります。脈拍が増えているときに血圧が低下していないか、脈圧が狭まっていないかを確認しましょう（**図 1**）。

表1　脈拍（pulse）

分類	脈拍の変化	回数	変化を来す疾患や状態
正常	規則的で一定回数	成人：60～80回/分 高齢者：60～70回/分 ※15秒間×4＝脈拍/分	－
頻脈	脈が速くなる	100回/分以上	肺炎、発熱、心臓疾患、貧血、循環血液量減少など
徐脈	脈が遅くなる	60回/分以下	心臓疾患、脳圧亢進、閉塞性黄疸、迷走神経緊張など

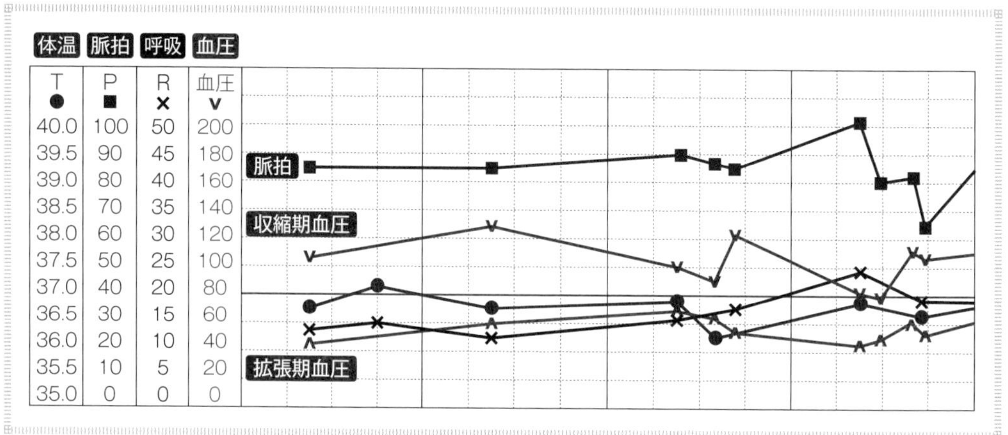

図1　血圧と脈拍

脈拍が増える→心臓のポンプ機能に負荷がかかる→エネルギーが必要。
血圧は下がっていないか、脈圧は狭くなっていないかを確認する。

脈拍の確認方法

脈拍を確認する部位を**図2**に示します[1)]。頭部から順番に、浅側頭動脈（せんそくとうどうみゃく）、総頸動脈（そうけいどうみゃく）、上腕動脈（じょうわんどうみゃく）、橈骨動脈（とうこつどうみゃく）、大腿動脈（だいたいどうみゃく）、膝窩動脈（しっかどうみゃく）、足背動脈（そくはいどうみゃく）、後脛骨動脈（こうけいこつどうみゃく）です。脈拍の測定方法は橈骨動脈がある手首の内側に第二指（人差し指）、第三指（中指）、第四指（薬指）をあてて行うのが一般的です（**図3、4**）。看取り時に経験しますが、収縮期血圧が60mmHgを下回ると橈骨動脈での脈拍の触知がむずかしいです。この場合は、総頸動脈や上腕動脈を選択すれば触知できる可能性が高いです。患者・利用者の足の指が紫色に変色して触ると冷たいと思った経験はないでしょうか？ これは末梢動脈疾患の代表で閉塞性動脈硬化症という病態です。患者・利用者の足先まで循環が行き届いているかを確認するために膝窩動脈、後脛骨動脈、足背動脈に触れる習慣を身につけましょう。

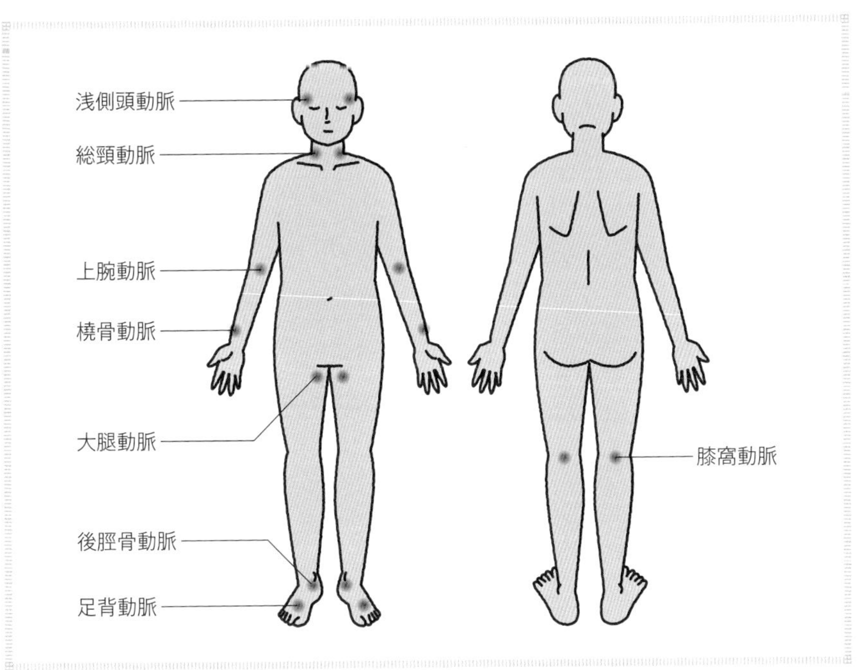

図2 脈拍を触知できる場所（文献1を参考に作成）

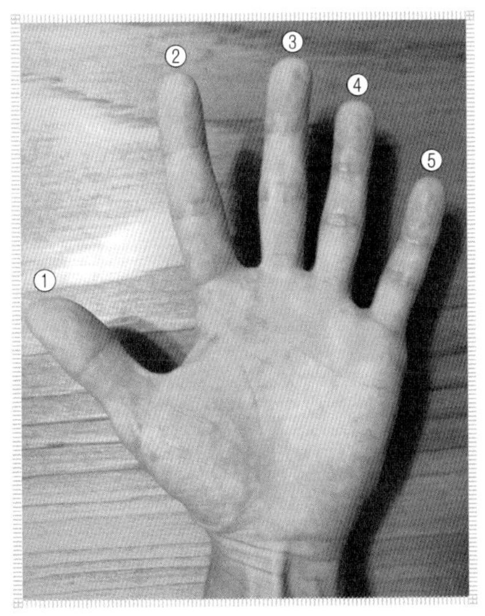

図3 医療用語の指の数え方

①第一指→親指→母指
②第二指→人差し指→示指
③第三指→中指→中指
④第四指→薬指→環指
⑤第五指→小指→小指
※脈拍測定は②③④の指を使って行う。

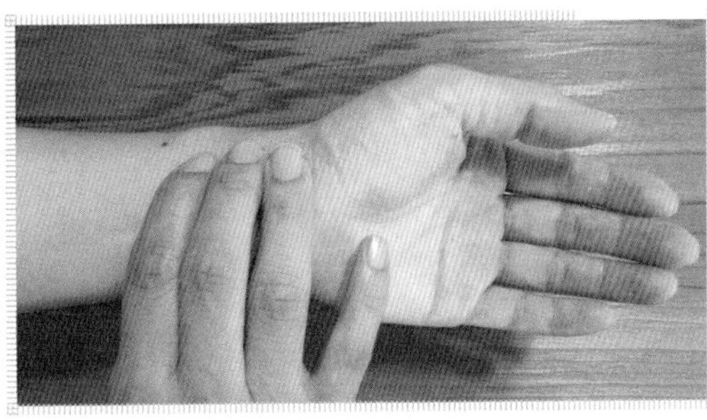

図4 脈拍の測定方法

脈拍の測定は、第二指、第三指、第四指で行う。基本は1分間計測だが、簡易法で15秒計測×4倍も行われる。

表2　呼吸（respiration）

分類	呼吸の状態	回数	症状が出やすい疾患や状態
正常	規則的で浅くも深くもない	おおむね16～20回/分（脈拍数÷5）	―
頻呼吸	呼吸が浅くなる	25回/分以上	肺炎、発熱、心不全、COPDなど
徐呼吸	呼吸が深くなる	12回/分以下	頭蓋内圧の亢進、CO_2ナルコーシス※、鎮静薬など

※ナルコーシスはラテン語で麻酔の意味。CO_2の蓄積によって意識障害をひき起こす。

呼吸

呼吸は、空気中の酸素（O_2）を取り入れて代謝によって生じた二酸化炭素（CO_2）を排出することです。呼吸はガスの交換を行うことをいい、それをつかさどる臓器が肺で、「吸気（吸う）」と「呼気（吐く）」から成り立ちます。吸気によって酸素を取り込みます。肺に酸素を取り込むことは、細胞の活動に必要なエネルギーを生むために酸素が必要で、人の生命活動にとって不可欠です。一方で呼気は、エネルギーを生み出す代謝の過程で二酸化炭素を肺から排出することで、体内のpHのバランスをとっています。

呼吸状態の観察

呼吸状態は、呼吸数やリズム、呼吸音などでみます。**呼吸（respiration（レスピレーション））は正常でおおむね16～20回/分です。**呼吸は脈拍と一緒に評価することが多いので、脈拍数÷5という式も代用できます。**呼吸数が増加して25回/分以上を頻呼吸**といい、肺炎や発熱でみられやすいです。**呼吸数が減少して12回/分以下を徐呼吸**といい、頭蓋内圧が亢進した状態やCO_2ナルコーシスなどでみられます。CO_2ナルコーシスとは、CO_2の蓄積によって麻酔をかけたような状態になった重症の炭酸ガス中毒のことをいいます（**表2**）。

呼吸のリズムは通常、吸気1、呼気1.5、休み1というリズムですが、さまざまな異常があると、このリズムがくずれます。クスマウル呼吸（Kussmaul（クスマウル） breathing（ブリージング））はゆっくりとした深い規則的な呼吸で、糖尿病性ケトアシドーシスでみられます。チェーンストークス呼吸（Cheyne（チェーン）-Stokes（ストークス） respiration（レスピレーション））では、周期的に呼吸の深さが変化して、呼吸が大きくなったり、小さくなったり、無呼吸になったりをくり返します。これは心不全や脳出血、脳腫瘍などでみられます。呼吸音の評価は、聴診器を用いて行われます。慢性閉塞性肺疾患（chronic（クロニク）

表3 パルスオキシメーターの値

▶標準値：96～100%
▶安静時：95%以上
▶労作時：90%以上

日常の値からおおむね3～4%低下で注意する。

obstructive pulmonary disease；COPD）、炎症、分泌物によって、太い気道の狭窄があれば、いびきのような低い音が聴取されます。喘息では細い気道が狭窄して「ヒューヒュー」という高い笛を吹いたような音が聴取されます。喘息では咳が出やすく、1回に2kcal消費します。呼吸状態に問題があるとエネルギー消費が亢進して、体力の消耗、るい痩になりやすいので栄養補助食品による栄養確保やおやつの提供、頻回食を検討します。また、咳は経口栄養や経腸栄養の逆流の原因となり、痰は窒息のリスクになるので、排痰が可能か吸引回数の観察もしましょう。

呼吸音の評価は、聴診器がなくてもできます。一般的には自分以外の人の呼吸は聴こえませんが、異常な呼吸音があれば気づくことができます。部屋に入っただけで「ゼェーゼェー」「ヒューヒュー」といった呼吸音が聞こえる状態では、日常生活を送るだけでも息苦しくなっています。横になっている状態で胸が上下に大きく動いていたり、胸鎖乳突筋が発達していれば、呼吸困難が疑われます。食事や会話は呼吸を止める状態が続きますから、さらに苦しさが増し、誤嚥の原因にもなります。起坐呼吸といって、心不全では横になると苦しいため、座ると楽に感じます。姿勢を観察することも呼吸状態の評価をすることになりますから、姿勢や呼吸状態に負荷をかけない食形態を考えることも必要です。

パルスオキシメーター

パルスオキシメーターというモニター機器をご存じでしょうか？ これは皮膚をとおして動脈血酸素飽和度（SpO_2）と脈拍数を測定するための装置です（表3）。**SpO_2は肺や心臓に酸素を取り込めないと低下し、標準値は96～100%です。あくまでも目安ですが、安静時95%以上、労作時90%以上を維持するとよいでしょう。**

数値の変化を読み解くには、**日常の値からおおむね3～4%低下した場合には注意が必要と覚えておきましょう。**ただし、もともと呼吸状態の悪い人はSpO_2が低く維持されているため、状態を観察して判断します。気になる患者・利用者がいたら食事中にパルスオキシメーターを装着してSpO_2の変化や食事時間、摂取量を照らし合わせると、経口摂取量のアップのための対策を講じることができます。SpO_2 が 90％以下の場合は呼吸不全といって、全身に酸素を十分に送れなくなった状態の可能性があるため注意が必要です。緊急時には医師や看護師に声をかけて、適切な対応をとりましょう。

パルスオキシメーターの使用にあたり、①体を動かすことでパルスオキシメーターが指先からずれて正確に装着されていない、②指先が冷えていて測定部に十分な血流が確保できていない、③マニキュアを塗っていて光の透過が阻害される、④装着直後は数値が安定しないため装着後 20 ～ 30 秒後の数値を確認するといったことに注意しなければ、正確な値が測定できません。手軽に使用できるモニター機器ですから、ぜひ病態把握に役立ててください。

引用・参考文献

1）山内豊明. "脈を触知する". フィジカルアセスメントガイドブック：目と手と耳でここまでわかる. 第 2 版. 東京, 医学書院, 2011, 99.

管理栄養士・栄養士のお悩み解決 Q&A

Q 給食管理と栄養管理の両立は、どのようにすればよいですか？

A 給食管理と栄養管理の両立はむずかしいと感じる人が多いです。まずは、自分にできることからはじめましょう。たとえば、①ミールラウンドの時間と頻度を決める、②病棟やフロアに行く習慣をつける、③病棟やフロアで他職種にあいさつする、④話しやすいスタッフに食事の相談をする、⑤必要栄養量が 5 割摂取以下の患者・利用者に栄養補助食品をつける、または食種変更で栄養摂取量の向上が期待できる介入を増やす、などです。最初は病棟やフロアの雰囲気を知る、職員とあいさつして名前を覚えるだけで十分です。話しやすい職員に声をかけて患者・利用者の相談をくり返すことで、病棟やフロアで自然に振る舞えるようになります。軽度の栄養不良に対する簡単な介入であれば、管理栄養士・栄養士が少人数でも多くの患者・利用者に対して可能です。加えて他職種に対して栄養ケアの活動が「見える化」しやすくなるので、栄養活動の PR につながります。最初は、簡単な介入をくり返し、栄養管理に自信がついたら、高度の栄養不良に挑戦しましょう。

第4章

排尿・排便の見方

1 尿とIN・OUT

尿の観察

腎臓は血液中のいらなくなったものを尿にします。尿は尿管を通過して膀胱にたまり、尿道を経て体外へ排出されます。尿から病態を把握するためには、排尿回数、尿量、色、混濁、においなどをみます。**正常人の排尿回数はおおむね6〜7回/日です。**それ以上に排尿が増えることを多尿といい、尿量が少なくなることを乏尿（400mL/日以下）、無尿（100mL/日以下）といいます（**表1**）。

尿が変化する理由は、体のなかの恒常性（ホメオスタシス）を維持しているからです。尿は個人差が大きく、排尿回数や尿量だけで異常を判断することがむずかしいので、栄養・水分摂取量と照らし合わせる必要があります。排尿回数と尿量は自己排泄と要介助で観察方法が異なります。**トイレに行って自己排泄する場合は「○回」と記録し、おおむね200mL/回で計算します。**おむつ排泄でおむつの交換回数を記録していると排尿回数とは一致しません。施設によっては、排尿後のおむつの重量を記録している場合もあるため、職場で確認しましょう。尿道留置カテーテル（尿が排泄されるように管をつないだ袋:排尿バッグ）の場合は「○○mL」と記録するため、正確な尿量が把握しやすいです。

1日の最低尿量を把握するには予測尿量で算出します。予測尿量はおもに急性期で用いられる指標で、1時間あたりの尿量を推察することに役立ちます。1時間あたりで体重分の尿がつくられ、24時間あたりの尿量が推察可能です。**「予測尿量（mL/日）＝1mL×体重（kg）×24（時間）」で求められます。**

尿の色も重要な観察指標です（**表2**）。体のなかがうすまっていれば色のうすい尿が出ます。一方で、体のなかが濃くなっていれば色の濃い尿が出ます。ヘモグロビン尿は体のなかで赤血球が壊れたときにみられ、ミオグロビン尿は筋肉が壊れたときにみられます。

それ以外の観察項目として、混濁や浮遊物の有無を確認すると泌尿器のトラブル予防に役立ちますし、においからも判断できます。甘いにおいがあれば糖尿病、強いアンモニア臭があれば尿路感染症を疑います。男性に比べて女性の尿道は短いため、尿路感染を起こしやすいです。

表1　尿の分類と排尿回数・尿量

分類	排尿回数	尿量の目安	原因や症状
正常	6～7回/日 (約200mL/回)	800～1,500mL/日	—
多尿	8回/日以上 ※個人差あり、自覚症状があれば該当	2,500mL/日以上	夜間頻尿、尿崩症、溢水
乏尿	—	400mL/日以下	脱水、腎血流量の低下、腎臓そのものの障害、上部尿路の閉塞
無尿	—	100mL/日以下	

おむつ着用：交換回数もしくは重量（g）
尿道留置カテーテル：○○ mL

表2　尿の観察（色）

尿の色	所見	症状や病態
淡黄色	正常 混濁なし	—
透明～淡黄色	希釈尿（尿量が多い）	水過剰 尿崩症 糖尿病
濃黄色～黄褐色	濃縮尿（尿量が少ない） ビリルビン尿	発熱、脱水 肝障害、胆道閉塞
赤色 赤褐色	血尿 ヘモグロビン尿 ミオグロビン尿など	出血、溶血 横紋筋融解症
鮮黄色	ビタミン B_2 による影響	ビタミン剤投与

尿が白く濁ったり、ふわふわとした綿のようなものがみられる状態では膿や細菌が含まれており、尿路感染症、尿路結石、尿路腫瘍などが疑われる。

尿は健康状態を鋭敏に表すので、高齢者の特徴を知って栄養ケアに役立てましょう。

高齢者の尿の特徴

加齢に伴って腎臓機能が低下すると尿の濃縮力が衰え、尿量が増します。食事から摂取したナトリウム（Na）を日中に排泄しきれなくなって夜間に排泄するため、夜間頻尿になります。さらに、腎機能が低下すると尿をつくれなくなり、尿量が低下します。尿が排泄されなければ

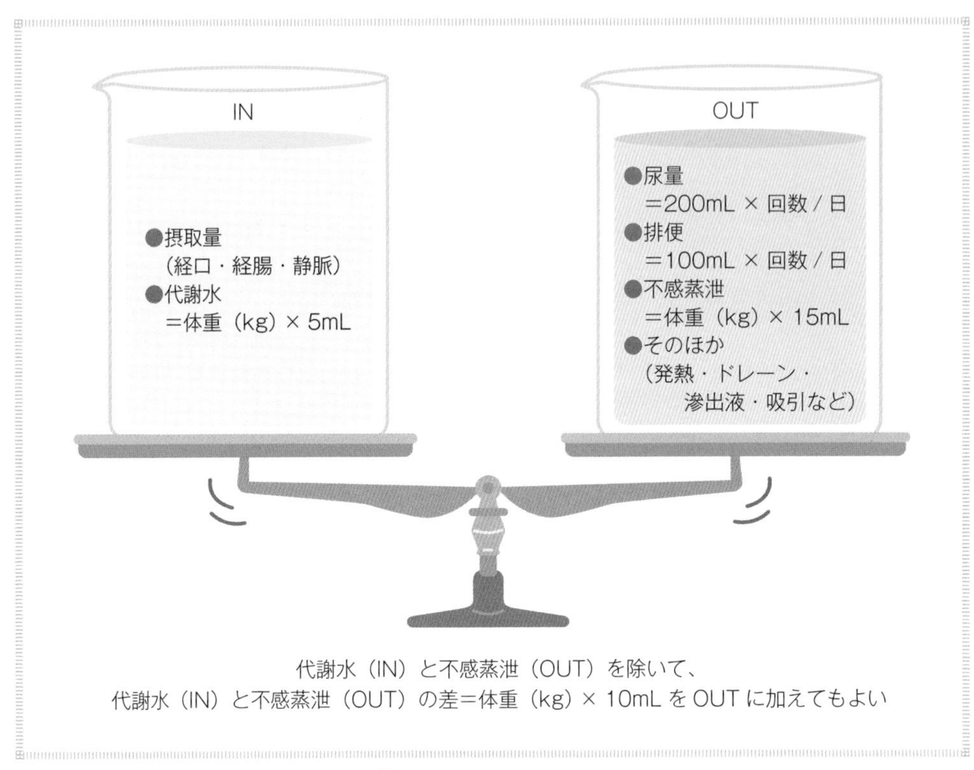

図　IN と OUT の量

浮腫になります。

高齢者の尿の問題は、男性で排尿障害、女性で蓄尿障害が多くなります。高齢者の尿を観察するには、栄養摂取量、排尿回数、尿量、IN・OUT（入れた量・出た量）、腎機能のステージを総合的にみて、モニタリングすることが重要です。筆者がとくに重視しているのは IN·OUT です。その理由は、現在の栄養バランスの全体像を把握できるからです。栄養バランスの全体像が把握できると「この先にどのような栄養ケアを行えばよいか」という予測がつきます。

IN・OUT の考え方

栄養ケアは提供して終わりではなく、摂取されたものが消化・吸収の後に排泄されて体のバランスがととのっていることが重要です。そういったバランスをみるうえで IN（入れた量）と OUT（出た量）をみましょう（**図**）。

IN は経口栄養（食事·飲水）や経腸栄養の栄養摂取量と代謝水です。OUT の尿量、排便、不感蒸泄、そのほかの発熱や吸引などによる要因があります。簡便に計算する方法として、IN の代謝水とOUTの不感蒸泄は簡略化できます。**代謝水（体重〔kg〕× 5mL）と不感蒸泄（体重〔kg〕× 15mL）の差は10mLですから、代謝水と不感蒸泄をそれぞれに計算しなくても「体重（kg）× 10mL」をOUTに加えればよいです。**患者・利用者の状態が安定していればINとOUTが等しくなります。脱水ではINが多くなるようにして、溢水ならOUTを多くします。どのバランスがよいかを評価して栄養プランを決定しましょう。

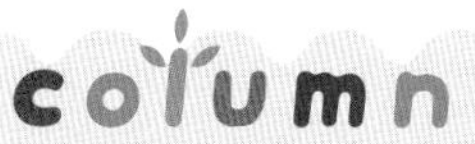

管理栄養士・栄養士のスキルアップコラム

研修会・勉強会への参加

新型コロナウイルス感染症の感染拡大により、多くの研修会・勉強会が対面からオンラインへと参加形式が変わりました。研修会や勉強会は、日本栄養士会や職能団体主催、メーカー主催、施設内開催などさまざまですから、問い合わせて情報を得ることからはじめましょう。無料で参加できるものも多いので、興味があるものから参加してください。ただし、無料のものは開催時間が短く、詳細まで聞けないことが多いため、大枠の情報収集のつもりで活用するとよいです。実践でスキルアップを目指したいのであれば、一人の講師が1日しっかりと講義をする形式のセミナーがおすすめです。そうはいっても、こういったセミナーは「参加費用が高い」「話についていけるか不安」と参加を見送る人も多いです。ところが実際に参加すると「最初は緊張したけれど、参加してみたら楽しかった」と感じる人が大半のようです。「案ずるより産むがやすし」ということわざがありますが、とりあえず参加して「自分に合わなければもう行かない」くらいの気持ちで気軽に参加されてはいかがでしょうか？ 筆者もセミナーをとおして、目から鱗が落ちるような考え方やこれまで知り得なかった知識を身につけることができました。長い意味で考えれば逆にコストパフォーマンスもよく、学習効果も高いです。参加するときは、すべて吸収するつもりで質問することを意識して聴くこと、第三者に説明することを前提に聴くとよいです。そして、ぜひお気に入りの講師をみつけてください。お気に入りの講師がみつかったら、その講師の研修会をくり返し受講したり、執筆された書籍などに目をとおすと、理解が増します。筆者も定期的にセミナーの講師を務めています。会場であなたにお会いできることを楽しみにしています。

2 便（下痢・便秘）

便の観察

食物を摂取すれば、体のなかで消化・吸収されて便として排泄されます。理想的な便の形状はバナナ状といわれますが、水分をおおむね80%、わずかな食べカスや腸内細菌を含みます。食物を摂取して短い時間で排便があれば下痢に、長く腸にとどまっていれば便秘になりやすいです。水分が多ければやわらかい便になり、水分が少なければカチカチのかたい便になります。高齢者は、加齢、疾患、薬剤の影響などで下痢や便秘になりやすいです。便の観察項目は**表1**に示します。

下痢

下痢は一般的に1日の便の重量が200g（mL）以上[1)] とされていますが、実際は便の重量を計測するよりも排便回数と便の性状で判断することが多いです。泥状便（泥のようにドロドロの便）は下痢の一歩手前の状態です。水様便（水のようなビシャビシャの便）は腸で水分がほとんど吸収されていない状態です。こういった性状では体の状態がととのっておらず、腸の粘膜も弱っていることが多いです。

下痢の要因として、炎症性腸疾患、大腸がん、乳糖不耐症、消化不良、薬剤性などがあります。こういった場合には、消化・吸収しやすい食事、腸内環境の改善、薬剤の副作用などを検討します。下痢をくり返すと体の水分や電解質が失われますから、下痢を止めると同時に、水・電解質を補給します。

下痢が長期化すると、亜鉛やたんぱく質などの栄養素の不足につながりますし、CDトキシンといって偽膜性腸炎につながることもあるため注意が必要です。腸の感染が疑われるときや炎症性腸疾患などでは、粘液便がみられます。下部消化管の炎症や腫瘍、出血・壊死を生じているような状態の虚血性腸炎、悪性腫瘍、感染性腸炎では、血便（血が混ざった赤い便）と粘液便（ネバネバの便）が出ます。

便秘を改善するための緩下薬の乱用によって、下痢にみえることがあります。栄養ケアにお

表1　便の分類と排便回数・重量水分量

分類	排便回数	重量水分量	便の状態
正常便	1回／日	100～150g 約100mL/日	・バナナのようにととのったかたち ・強いにおいではない ・水分が80%程度
下痢	3～4回／日以上	200g/日以上 約200mL/日以上	・ドロドロやビシャビシャ ・強いにおいがする ・水分が90%程度
便秘	本来体外に排出すべき糞便を 十分量かつ快適に排出できない状態	―	・カチカチやコロコロ ・うさぎの糞のように小さい ・強いにおいがする ・水分が60%程度

※便の重量や水分量は個体差があるため目安程度にする。

いて、便がやわらかいほうがよい場合もあります。代表的な例として、肝不全の場合です。肝不全では、肝性脳症といってアンモニアがたまりやすくなります。それを防止するため、あえて1日に複数回の排便を促すケースもあります。それ以外にも経腸栄養単独管理では、一般的にしっかりとした便性状で排泄されることが少なく、軟便（やわらかめの便）のことが多いです。下痢による不具合が生じていないかをみて、便の状況を判断しましょう。

便秘

2017年に発行された『慢性便秘症診療ガイドライン』で、便秘は「本来体外に排出すべき糞便を十分量かつ快適に排出できない状態」[2)]と定義されました。

便秘は腸のなかに便が長くとどまるので、水分が吸収されてカチカチになります。便が出ないことでお腹が張り、食欲低下につながります。こういった場合には排便習慣や排便姿勢、薬剤の調整、水分摂取や腸内環境の改善などで排便を促します。

正常な便は胆汁の色で黄褐色です。下痢では腸のなかにある時間が短く、栄養が消化・吸収される前に排便されてしまうので色がうすく、黄色になります。便秘になると腸のなかにとどまる時間が長くなり、栄養が多くなりすぎた状態で排便されてしまうので茶褐色から暗褐色になります（**表2**）。

排便回数は1日1回が望ましいとされていますが、経腸栄養において成分栄養剤や消化態栄養剤で管理されている場合や慢性便秘の場合では、排便回数が少なくなります。排便がないと腸の動きが止まってしまい、腸閉塞やイレウスになり、お腹が詰まってしまいます。便秘を改

表2　便の観察（色）

便の色		考えられる病態や症状
●	黄褐色	正常 ※正常な便の色は胆汁（ビリルビン）の色
●	黒色（タール便）	上部消化管出血（胃、十二指腸、食道静脈瘤） 鉄剤内服
●	灰白色	閉塞性黄疸（胆道の閉塞） 重症肝炎 慢性膵炎
●	鮮紅色	大腸下部出血 痔核
●	黄色	下痢
●	茶褐色～暗褐色	便秘

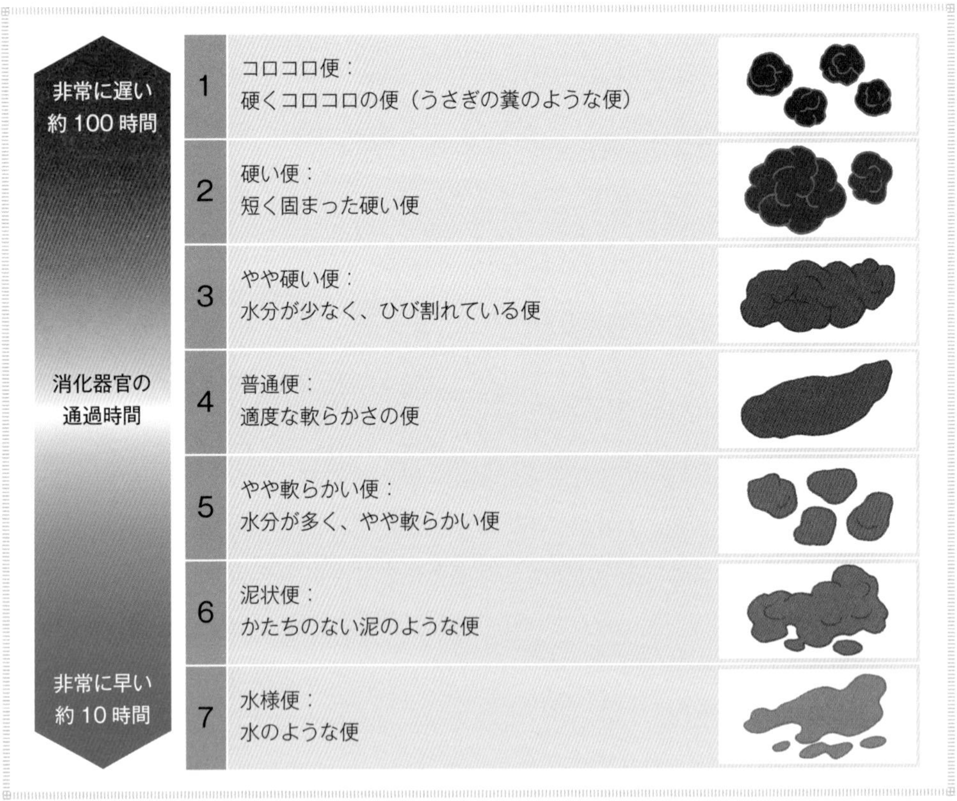

消化器官の通過時間		
非常に遅い 約100時間	1	コロコロ便： 硬くコロコロの便（うさぎの糞のような便）
	2	硬い便： 短く固まった硬い便
	3	やや硬い便： 水分が少なく、ひび割れている便
	4	普通便： 適度な軟らかさの便
	5	やや軟らかい便： 水分が多く、やや軟らかい便
	6	泥状便： かたちのない泥のような便
非常に早い 約10時間	7	水様便： 水のような便

図　ブリストル便形状スケール（文献3より改変）

善するための過剰な食物繊維の摂取は、腸閉塞の原因になります。高齢者の場合、便秘の改善は栄養ケアと必要に応じて薬剤を使用することも必要です。

ブリストル便形状スケール

便のかたさと形状の指標は国際的に使用されているブリストル便形状スケールが有名です（**図**）[3)]。数字が小さいと便秘、数字が大きいと下痢となります。ブリストル便形状スケールで3～5の範囲が適切な排便です。こういった多職種でわかりやすい指標があると、共通の排便評価につながるので導入をおすすめします。

筆者は実際に便をみたり、触ったりすることで、さらに詳細な情報を得ています。高齢者で多い老人性細便（細くてブチブチと切れたような便）は食事量が足りない場合や腹筋が弱っている人にみられます。こういった場合は、食事摂取量の確保と便のかさを増すために、食物繊維の摂取、腸内環境の改善、リハビリテーションで筋力増加を促します。

便は一般的によいにおいといえませんが、健康状態がととのっている場合は便のにおいが残りません。しかし、健康状態がととのっていない場合の便はツンとした刺激臭があり、便臭も強く残ります。最近はグアーガムを用いた水溶性食物繊維など、腸内環境をととのえる栄養補助食品が発売されていますので、そういった製品を利用して腸内環境の改善を促しましょう。

引用・参考文献

1）松岡克善．下痢のメカニズム．診断と治療．106（7），2018，799-802．
2）日本消化器病学会関連研究会慢性便秘の診断・治療研究会編．慢性便秘症診療ガイドライン2017．東京，南江堂，2017，112p．
3）Lewis, SJ. et al. Stool form scale as a useful guide to intestinal transit time. Scand. J. Gastroenterol. 32（9），1997，920-4.

管理栄養士・栄養士のお悩み解決Q&A

Q とろみづけをするとろみ調整食品は何を基準に採用すればよいですか？

A 食事摂取量と飲水量は別に記載されていることが多いです。嚥下障害がある場合は、水分にとろみづけをして提供します。日本摂食嚥下リハビリテーション学会がとろみの基準を示しましたが、施設によって採用されるとろみ調整食品が異なるため、とろみづけの裁量は各施設に任せられています。お茶にとろみづけをすることが多いですが、作製から提供までの温度管理、温冷配膳車の温・冷のどちらに組み込むかなどは、施設によって条件が異なります。とろみづけは、使用するとろみ調整食品によってとろみの程度や時間経過による変化が異なる[1)]ため、それらを勘案して提供しなければなりません。とろみづけは、栄養管理部門もしくは看護師・介護福祉士によって行われることが多いです。そのため、とろみづけの基準がない、またはとろみづけの基準を作成しても実際には異なったとろみで提供されることも珍しくありません。水分は、毎日提供される栄養ケアの基盤となるものです。水分量、とろみ調整食品の量、とろみづけの手順が標準化されていなければ、正確なとろみづけはできません。とろみ調整食品の目安量や手技を明確にすれば、誰でも正確にとろみづけが行えます。とろみづけを標準化するには、とろみ調整食品の選定が重要です。とろみ調整食品は、価格や味の変化はもちろん、現場スタッフが簡便な指標で、とろみを作製できることが条件になります。

ネオハイトロミールⅢ（フードケア）は、スプーン（さじ）1杯、スティック1包などで日本摂食嚥下リハビリテーション学会基準のとろみに到達するため、現場で使用しやすいです。とろみの基準の目安表を作成して運用すると、栄養管理部門だけでなく他部門からも「わかりやすくなった」「とろみの基準が簡単につくることができる」と評価されます。現場で扱いやすいとろみ調整食品は、安全な食事提供と、栄養ケアの基盤となる水・電解質をととのえる強い味方になります。とろみづけを標準化して、栄養ケアを展開すれば、管理栄養士・栄養士が患者・利用者の役に立つことを証明する論文を書くこともできます（136ページコラム参照）。

ネオハイトロミールⅢの中間のとろみのつくりかた（100mLあたり）

- 水（20℃）……1.0g（小さじ1）
- お茶（20℃）……1.0g（小さじ1）
- お茶（45℃）……1.5g（小さじ1.5）
- スポーツドリンク（10℃）……1.0g（小さじ1）
- 牛乳（10℃）……1.0g（小さじ1）
- 100%果汁（10℃）……1.0g（小さじ1）
- みそ汁（45℃）……1.5g（小さじ1.5）
- 流動食（20℃）……1.5g（小さじ1.5）

※牛乳、100%果汁、みそ汁、流動食は、一度混ぜた後5～10分程度おき、再度かき混ぜる。

●引用・参考文献

1）森茂雄ほか．音叉型振動式粘度計を用いた粘度指標作成の試み：各種とろみ剤溶液の粘度と安定性についての経時的評価．日本農村医学会雑誌．67(1)，2018，9-19.

第5章

薬と栄養の関係の見方

1 薬の基礎知識

薬とは

薬は、植物、動物、鉱物など、自然界にあるものから誕生しました。現在は化学合成によってつくられた化学物質が、臨床試験で長い時間をかけて販売されます。薬は各種の病態で用いられ、その作用によって病態の原因を取り除き、治療に貢献します。薬の多くは血液とともに患部まで運ばれ、人体の受容体と結合して効果が現れます。薬は自然治癒力を補い、病気を治す手助けをする目的で使用されます。病気や症状に合わせて治療の選択肢を広げるために、さまざまな種類がつくられました（**図1**）。

薬を正しく使用するため、医療従事者や処方される人にもルールが決められています（**図2**）。具体的には、用法（飲み方、飲む回数、飲む時間）や用量（飲む量や数）です。施設では、食前（vor（フォア） dem（デム） Essen（エッセン）；vdE（ファウ・デー・エー））、食後（nach（ナーハ） dem（デム） Essen（エッセン）；ndE（エヌ・デー・エー））、食間（zwischen（ツヴィッシェン） dem（デム） Essen（エッセン）；zdE（ツェット・デー・エー））、就寝前（vor（フォア） dem（デム） Schlafen（シュラーフェン）；vdS（ファウ・デー・エス））など、用法や用量が日本語で書かれておらず、ドイツ語で書かれている場合もあります。こういったルールが決められている理由は、体のなかの薬の量を適正にすることで主作用（有益な作用）が期待できるからです（**図3**）[1)]。決められたルールを守らなければ、副作用（期待しなかった作用）が起こる可能性も高くなります。副作用は、年齢、体質、栄養素や併用薬との相互作用など、さまざまな原因で起こり、食欲不振、下痢、便秘、排尿困難、嘔気、眠気、血圧低下、肝障害、腎障害など、さまざまな症状となります。成分栄養剤であるエレンタール®配合内用剤の副作用を示します（**表**）。**筆者の経験では5%以上の副作用（下痢）は臨床で遭遇する確率が高いです。**栄養や病態を精査しても症状の原因がわからないときには、すべての薬を精査することも必要です。患者・利用者のほとんどは何かしらの薬が処方されています。施設に薬剤師がいなければ、「薬が決められたルールで使用されているか」「副作用が出ていないか」を多職種で協力して確認する必要があります。

薬の代謝と排泄

栄養ケアは適切な栄養をとり、体で代謝されることで成り立ちます。薬物も栄養と同じで代

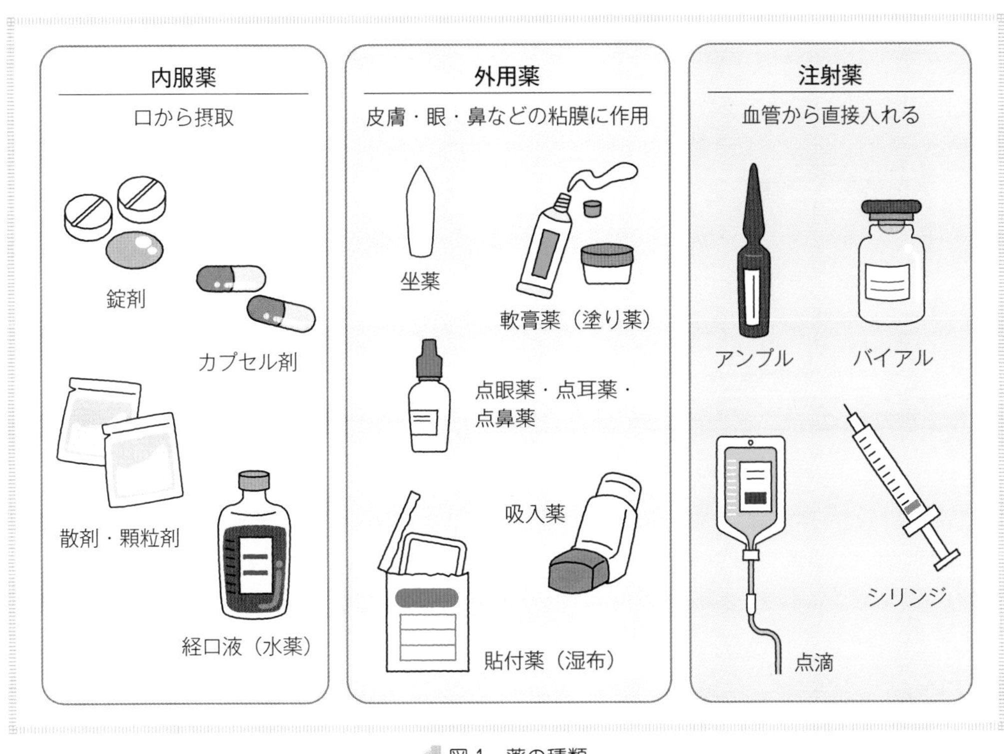

図1　薬の種類

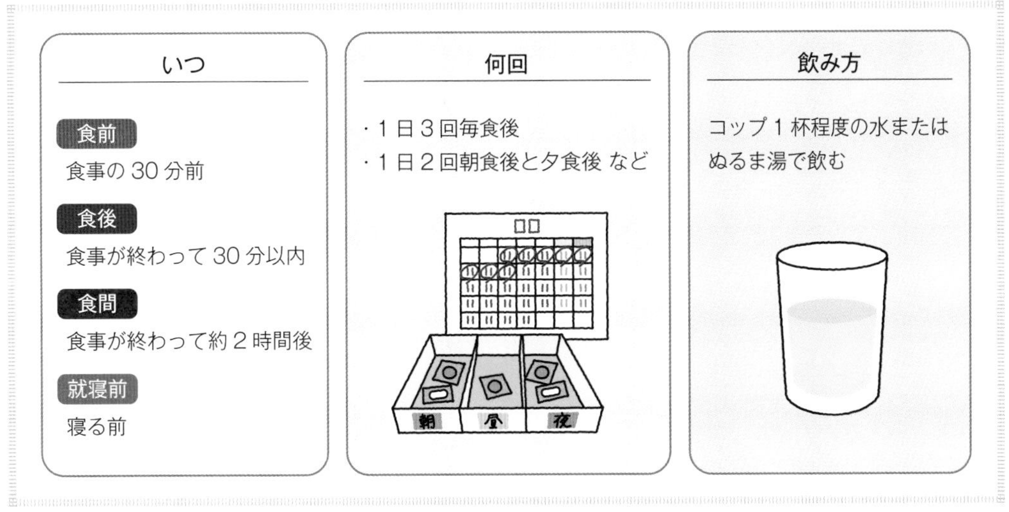

図2　薬のルールの例

用法（飲み方、飲む回数、飲む時間）・用量（飲む量や数）が決められている。

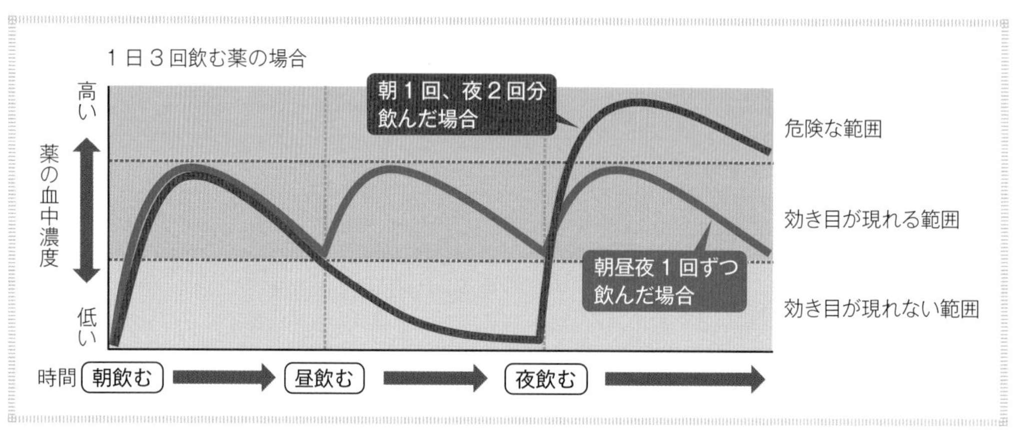

図3　薬の血中濃度（文献1を参考に作成）

薬の効き目は「体のなかの薬の量」で決まる。血液に溶けている薬の濃度のことを血中濃度という。血中濃度によって薬の効き目の現れ方が変わる。決められた量と時間を守って飲むことが大切である。

表　エレンタール®配合内用剤の副作用

	5%以上	0.1～5%未満	0.1%未満
消化器	下痢	腹部膨満感、悪心、嘔吐、腹痛	－
肝臓	－	血中AST上昇、ALT上昇、ALP上昇	LDH上昇、γ-GT上昇
腎臓	－	BUN上昇	－
糖・脂質代謝	－	血糖値の上昇	低血糖、中性脂肪上昇
自律神経系	－	－	発汗
皮膚	－	－	発疹
そのほか	－	発熱	－

調査症例8,170例中、2,339件の副作用が認められた。下痢1,057件（12.9%）、腹部膨満感359件（4.4%）、血中AST・ALT・ALP上昇301件（3.7%）、悪心168件（2.1%）、嘔吐134件（1.6%）、腹痛123件（1.5%）などであった（添付文書より）。

謝されて成り立ちます。薬物の代謝はおもに肝臓で行われますが、加齢とともに肝臓の血流や機能低下によって薬物の代謝が低下します。薬物の排泄はおもに腎臓から尿中へ行われますが、薬物によっては肝臓から胆汁中へ排泄されて便になります。腎機能は加齢によって低下するため、過剰な薬物投与が腎機能を悪化させる原因になります。医療機関では病名がつけられて薬が処方されます。糖尿病であれば血糖降下薬、高血圧であれば降圧薬など、病名が増えるほどたくさんの薬が処方されやすくなります。それに伴い、痛み止めや胃薬など、一時的に処方される薬も増えます。その結果、本当に必要な薬がわからなくなってしまい、薬の数も膨大に増えてしまうという問題が起こります。

ミールラウンドでは薬も確認する

ミールラウンド（食事場面を観察すること）では、食事がどれだけ食べられているかの確認にとどまらず、内服薬が飲めているかも確認します。食事に併せて配薬されていることも多いと思いますが、ミキサー食を提供しているのに大きな錠剤やカプセル剤が処方されていることもあります。こういった場合、摂食嚥下障害の評価として薬の内服を確認することも一つの方法です。薬をのどに詰まらせたり、飲み込めていないケースがあります。薬の剤形変更や薬を溶かす簡易懸濁法を用いて内服できるようにすることも有効です。そのほかに、服用時期が同じ何種類かの薬をまとめて１袋にすることで、飲み間違いを防ぐ「一包化」という方法があります。また、降圧薬など、いくつかの成分の薬を数種類飲んでいる場合は、その成分を１つにまとめた合剤にすることで飲む数を減らせます。服薬状況をみることで栄養状態の改善につながる事例も多いので、薬に関心をもつことは栄養ケアの幅を広げることにつながります。

施設で使われている薬を把握する

薬には、一般名（薬の有効成分）と商品名（製薬会社がつけた名前）の２つの名前があります。一般名は１つの成分に１つだけですが、商品名は製薬会社ごとに異なります。たとえば、脂質異常症治療薬では、一般名が「ロスバスタチンカルシウム」、商品名が「クレストール®」という名前で販売されています。筆者も薬の名前が覚えられなくて苦労しました。しかし、薬はすべての種類を覚える必要はありません。まずは施設で使用している薬を把握することが大切です。医師や看護師などの他職種に聞けば教えてもらえますし、施設の採用薬の一覧を確認してもよいでしょう。添付文書から効能と副作用を知っておくことで、具体的な栄養改善のアプローチにつながります。

薬の情報を調べたい場合は、独立行政法人医薬品医療機器総合機構の添付文書検索（https://www.info.pmda.go.jp/psearch/html/menu_tenpu_base.html, 2021年11月閲覧）が参考になります。一般名と商品名のどちらでも検索・表示されるので、とても使いやすいです。ぜひ参考にしてください。くり返し調べることで薬の名前も覚えられるようになります。

引用・参考文献

1）RAD-AR®．くすりの適正使用協議会．（https://www.rad-ar.or.jp/，2021年11月閲覧）．

2 栄養ケアに必要な薬の見方

薬物療法と余命

疾患を治療するために薬を処方する理由に余命をのばすことがあります。極端な例では、昇圧薬によって血圧を上げて救命することがあります。中高年の生活習慣病では食事療法や薬物療法によって疾患の進行を緩やかにします（**図 1**）。しかし、高齢者の場合は余命が短く、厳しい食事療法が低栄養や薬が飲めない原因になることがあります。薬と栄養は密接な関係があるので、管理栄養士・栄養士も「何を優先するか」を柔軟に考えて、日常のケアにつなげる必要があります。

薬を知ればわかること

薬から摂取される栄養

栄養摂取は食品に限らず薬でも行われます。具体的には、栄養補給を目的としたエンシュア・リキッド®（アボット ジャパン）をはじめ、各栄養素を補給するカリウム製剤、ビタミン剤、マグネシウム製剤、鉄剤、食塩などがあげられます。経口栄養、経腸栄養、薬など、さまざまなかたちで摂取されることで、総栄養量が複雑になり、わかりづらくなります。

栄養量を把握して合算できるのは、管理栄養士・栄養士しかいません。**図 2** にバナナ 1 本（100g）が提供され、アスパラ®カリウム錠（3 錠）が処方されている場合のカリウムの合算式を示します。この合算を行うには、**31 ページ**で述べた「mg」「mEq」「μg」の単位を換算する方法を覚える必要があります。

薬の作用や効果

血糖値が高い場合には、血糖降下薬を飲むことで高血糖が改善されます。高血圧では降圧薬を飲むことで血圧が低下します。薬の作用や効果を知ると、処方されている薬の目的が明確になります。処方される薬の目的が明確になると、栄養摂取量やバイタルサインの評価基準も明確になり、ゴール設定ができるようになるため、具体的なケアの提案が可能になります。体調管理のために処方されている薬の多くは、生活習慣病に関係するものです。薬の作用や効果を

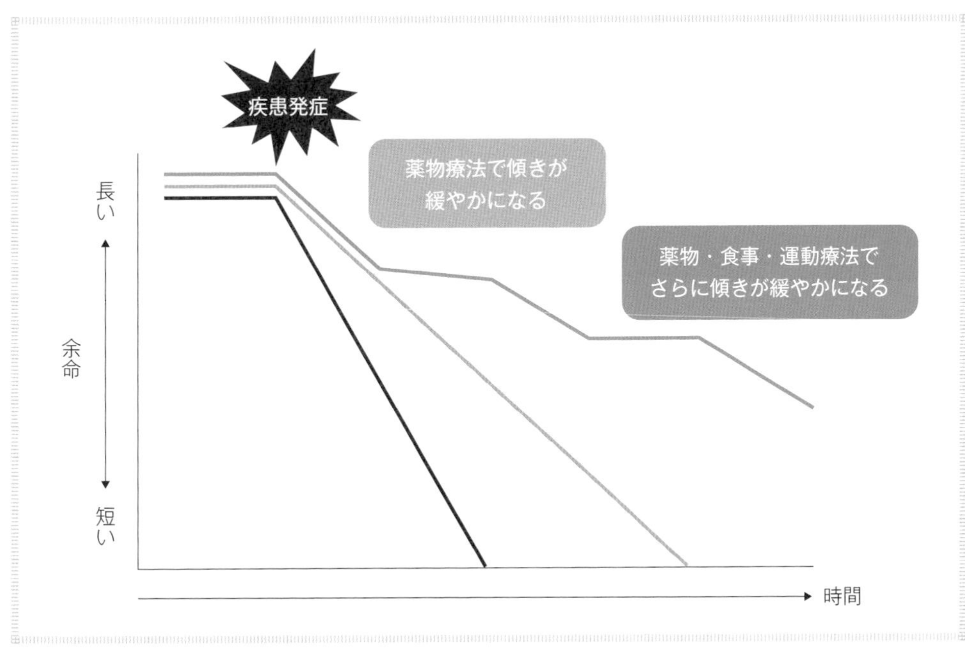

図1　疾患の進行を緩やかにする食事療法や薬物療法

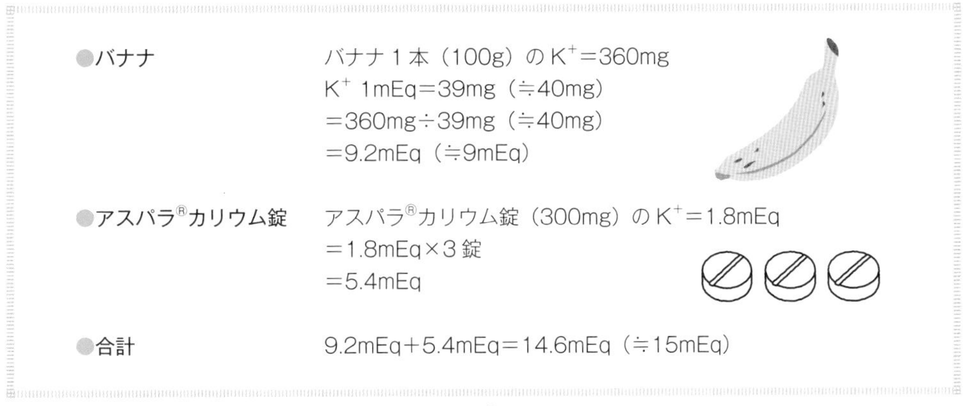

●バナナ	バナナ1本（100g）の K^+＝360mg K^+ 1mEq＝39mg（≒40mg） ＝360mg÷39mg（≒40mg） ＝9.2mEq（≒9mEq）
●アスパラ®カリウム錠	アスパラ®カリウム錠（300mg）の K^+＝1.8mEq ＝1.8mEq×3錠 ＝5.4mEq
●合計	9.2mEq＋5.4mEq＝14.6mEq（≒15mEq）

図2　バナナ1本（100g）とアスパラ®カリウム錠（3錠）のカリウムの摂取量

知ることでいっそう、患者・利用者の健康維持に貢献できます。

薬の副作用

薬は1つの作用だけでなく、複数の作用を示すことがあります。その効果が治療と異なる効果を示すと副作用となって現れます。日常でよく経験するのは、かぜのときにかぜ薬を飲む場合です。かぜ薬を飲むと、かぜの症状が抑えられる反面、眠くなることがあります。高齢者は多くの薬が処方されることで、副作用による体調不良に陥っていることも少なくありません。管理栄養士・栄養士が服用している薬を把握することで、体調不良の原因が薬ではないかと考えられるようになります。副作用には個人差があるので、患者・利用者の様子がふだんと違うときには医師や薬剤師に相談が必要です。

代表的な食品と薬の相互作用

カルシウム拮抗薬とグレープフルーツ

高血圧の降圧目的で処方されるカルシウム（Ca）拮抗薬とグレープフルーツのフラノクマリン類の組み合わせによって、血圧が下がりすぎてしまいます。Ca 拮抗薬は、薬物代謝酵素（CYP3A4）がはたらいて代謝・分解されます。グレープフルーツは CYP3A4 のはたらきを邪魔してしまいます。その結果、Ca 拮抗薬が分解されず、たくさん吸収されて降圧効果が強くなります。グレープフルーツを摂取すると、その影響が 3 ～ 4 日継続するため、それ以降でないと通常量の Ca 拮抗薬を服用できません。フラノクマリン類が薬に影響を与えるため、グレープフルーツとグレープフルーツジュースは原則禁止です。給食で提供されるグレープフルーツ以外のフラノクマリン類を含むかんきつ類は珍しいもの（オロブランコ［スウィーティー］、ぶんたん、だいだいなど）が多いです。一般的によく使用される食材のバレンシアオレンジ、レモン、うんしゅうみかんなどは問題ありません。こういった知識を献立作成の食材選定の参考にしてください。

鉄剤と茶

鉄剤を飲んでいる場合は緑茶に含まれるタンニンが鉄の吸収を阻害するため、服用の 30 分～ 1 時間前後は、緑茶の飲用を避ける必要があると、過去にはいわれてきました。しかし現在は、一般的な量の緑茶飲料は、鉄剤の吸収、血清鉄値、貧血治療などに影響を与えないとされています。貧血で鉄の吸収能が亢進されている、投与される鉄量が生理的に吸収される鉄量よりも多い、緑茶に含まれるタンニンの量では影響を受けないなどの理由があります。

一般的に施設で提供される茶では、鉄剤の吸収に影響はないと考えてよいでしょう。高齢者は貧血が起こりやすく、鉄剤が処方されていることが多いです。薬で処方される鉄剤は非ヘム鉄で吸収も悪く、副作用も多いです。食欲不振、吐き気や嘔吐、便秘といった副作用がみられたら、食事の工夫や健康食品の利用を提案することも必要です。

ワルファリンカリウムとビタミン K

血液凝固阻害薬であるワルファリンカリウムは、ビタミン K の摂取量が薬の作用に影響します。ワルファリンカリウムの作用は血液をサラサラにすることで、心臓や脳などの血栓ができ

表　セントジョーンズワートと相互作用のある薬

薬の種類	成分名
免疫抑制薬	シクロスポリン、タクロリムス
気管支喘息治療薬	テオフィリン
抗てんかん薬	フェニトイン
強心薬	ジゴシン
血液凝固阻害薬	ワルファリンカリウム
抗不整脈薬	ジソピラミド
脂質異常症改善薬	シンバスタチン
麻酔導入薬・鎮静薬	ミダゾラム
抗うつ薬	アミトリプチリン

るのを防ぐために処方されます。ワルファリンカリウムの作用に影響を与えない1日あたりのビタミンKの摂取量の目安は50～200μgです。納豆（糸引き納豆）が1パックで30～40g程度とすると、ビタミンKは180～240μg含有しています[1)]。腸内細菌でビタミンKを産生することもあり、納豆は含有量以上に多くのビタミンKを摂取することになります。納豆を摂取すると薬への効果は何日も続くといわれており、食事と内服の時間をずらせばよいというわけではありません。ワルファリンカリウムを飲んでいる人は、納豆の提供を禁止します。

ビタミンKが多い食品すべてを中止にする必要はありませんが、給食材料で使用されることが多い菜の花やこまつな、ほうれんそう、ブロッコリーなど、色の濃い緑の野菜の総量を把握し、とりすぎによる影響がないかを注意しておきましょう。食事以外にも健康食品といわれるクロレラやアロエ食品、青汁にも豊富にビタミンKが含まれているので注意してください。

健康食品

栄養と薬は密接にかかわり、栄養摂取量や栄養素によって薬の作用は変化します。近年、注意喚起されているのが健康食品です。健康食品は、健康意識の高まりから、薬の代わりに飲んでみようと考え、気軽に購入している人も多いです。健康食品は50歳代以上の約3割が毎日利用していると報告されています[2)]。

サプリメントに副作用がないと思っている人も多いのですが、そうではありません。とくにセントジョーンズワート（セイヨウオトギリ）を含有している健康食品には注意が必要です。

セントジョーンズワートは、薬物代謝酵素であるCYP3A4のはたらきをよくするため、薬がたくさん代謝されて、薬の効果が弱まります。セントジョーンズワートが相互作用を与える薬は、治療上の優先度が高いものが多いです(**表**)。健康食品と薬の相互作用では、薬の効果を相殺してしまうもの、薬と同じ効果を狙ったものなど、薬の効果を変化させてしまう可能性がないかを確認しましょう。

国立健康・栄養研究所や厚生労働省、消費者庁、内閣府のウェブページなどから、健康食品に関する情報を得るようにしましょう。ただし、健康食品は患者・利用者がすすんで購入していることや家族が健康を気遣って購入していることもあります。一概に否定せず、購入に至った経緯を聞きとり、本当に必要な健康食品を利用できるように導きましょう。

引用・参考文献

1) 香川明夫監修．"豆類"．七訂食品成分表 2020．東京，女子栄養大学出版部．2020，34-5.

2) 内閣府．消費者の「健康食品」の利用に関する実態調査（アンケート調査）．(https://www.cao.go.jp/consumer/doc/20120605_chousa_houkoku.pdf，2021 年 11 月閲覧）.

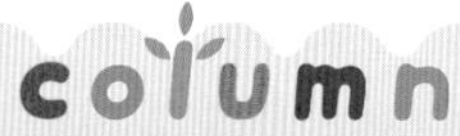

管理栄養士・栄養士のスキルアップコラム

Let's study

多くの人は、「study」が「勉強」という意味だと知っています。では、なぜ勉強するのでしょうか？ 勉強することは方法であって、目的ではありません。勉強する際は、その知識をどこでどのように使うか、具体的なイメージをしなければ実践できません。筆者は「これは慢性期の肺炎患者の経口摂取に役立つな」と具体的にイメージしながら学ぶようになってから、勉強したことを実践する力が養われました。「study」に「研究」という意味があることはあまり知られていません。日々の業務のなかから疑問を感じることが大切です。「なぜ？」「どうして？」「どのようにすればよいのか？」と考えることがあなたの成長になります。業務改善や研究のアイデアは、便利グッズの開発のようなものです。いきなり業務と直結して考えることはハードルが高いので、日常生活で感じた疑問から考えると取り組みやすいです。日ごろから具体的なイメージをもち、考える癖や考える力を養いましょう。

3 高齢者の薬物療法

高齢者の薬物療法の現状

薬は病気の治療のために飲むものですから、それが原因となって体の不具合になっているとは思いづらいものです。高齢者は慢性疾患をはじめ、複数の疾患を抱えているケースが多く、多剤併用（polypharmacy〔ポリファーマシー〕）という過剰な薬剤投与が問題になります。老年科外来の多施設調査では平均で 4.5 種類[1)]、医療機関が請求する診療報酬明細書（レセプト）報告では 70 歳で平均 6 種類以上服用[2)] していたと報告されています。

薬を多く飲んでいると、それだけ副作用が出る可能性も高くなります。多剤併用と転倒の発生リスクを解析した研究では、5 種類以上で転倒の発生率が高かった[3)] と報告されています。

高齢者は筋力低下があり、ちょっとした段差でもバランスを崩しやすいです。骨も脆〔もろ〕くなっているため、簡単に骨折する危険性が高いです。転倒して大腿骨近位部（脚のつけ根）の骨折を契機に寝たきりになるケースが多く、余命に直結するため、介護予防の点でも重要な課題です。

薬による影響で認知症状が現れることがあります。そうすると日常生活を営むことがむずかしくなります。薬をどれだけ飲んでいたら多剤と呼ぶかの厳密な基準はないようですが、これまでの研究報告をみると**5～6 種類以上を多剤併用と考えてよいようです。**

薬の効果が強い睡眠薬、鎮痛薬、抗不安薬などは、とくに要注意です。生活習慣病やアレルギーなどで処方される薬、胃薬などでも数が多くなれば、副作用が心配です。高齢者は年齢や状況によって薬の優先順位が異なります。**薬を 5～6 種類以上飲んでいる場合は、不要な薬がないかを確認する必要があります。**

注意すべき薬物

高齢者施設では限られた職種と人数のスタッフで対応しなければなりません。医療機関で処方された薬が、精査されることなく使い続けられるケースも珍しくありません。誰も薬をみなければ、有害事象（好ましくない、意図しないこと）が出た場合に対応が遅れて、健康状態の

表　とくに慎重な投与を要する薬物リスト（文献4より改変）

分類	薬物（クラス・一般名）	代表的な一般名	対象患者	おもな副作用・理由
抗精神病薬	抗精神病薬全般	ハロペリドール クエチアピンなど	認知症患者全般	錐体外路症状、過鎮静、認知機能低下、脳血管障害と死亡率の上昇など
睡眠薬	ベンゾジアゼピン系睡眠薬・抗不安薬	ジアゼパムなど すべてのベンゾジアゼピン系睡眠薬・抗不安薬	すべて対象	過鎮静、認知機能低下、せん妄、転倒・骨折、運動機能低下
	非ベンゾジアゼピン系睡眠薬	ゾピクロンなど		転倒・骨折、そのほか、ベンゾジアゼピン系睡眠薬と類似の有害作用の可能性あり
抗うつ薬	三環系抗うつ薬	アミトリプチリンなど すべての三環系抗うつ薬	すべて対象	認知機能低下、せん妄、便秘、起立性低血圧など
	SSRI （選択的セロトニン再取り込み阻害薬）	パロキセチンなど	消化管出血	消化管出血のリスク悪化
抗血栓薬	アスピリン	アスピリン	上部消化管出血の既往のある患者	潰瘍、上部消化管出血の危険性を高める
利尿薬	ループ利尿薬	フロセミドなど	すべて対象	腎機能低下、起立性低血圧、転倒、電解質異常
	アルドステロン拮抗薬	スピロノラクトン、エプレレノンなど	すべて対象	高カリウム血症
制吐薬	制吐薬	メトクロプラミド、プロクロルペラジンなど	すべて対象	パーキンソン症状の出現・悪化が起こりやすい
緩下薬	酸化マグネシウム	酸化マグネシウム	腎機能低下	高マグネシウム血症
糖尿病薬	スルホニル尿素（SU）薬	グリメピリドなど	すべて対象	低血糖とそれが遷延するリスク
インスリン製剤	スライディングスケール投与によるインスリン製剤投与	すべてのインスリン製剤	すべて対象	低血糖のリスクが高い
非ステロイド性抗炎症薬（NSAIDs）	NSAIDs	すべてのNSAIDs	すべて対象	腎機能低下、上部消化管出血のリスク

悪化、最悪の場合は命にかかわる可能性もあります。とくにフレイルや要介護状態の高齢者では注意が必要です。

日本老年医学会が作成した『高齢者の安全な薬物療法ガイドライン2015』では、とくに慎重な投与を要する薬物リストがあげられています（**表**）[4]。このリストでは、精神や神経に作用する薬、心臓疾患や高血圧治療の薬、血糖値をコントロールする薬、便秘や痛みを止める薬など、多くの薬があげられています。高齢者施設では、有害事象予防のためにとくに注意を要する薬として、抗精神病薬、ベンゾジアゼピン系睡眠薬・抗不安薬、三環系抗うつ薬などがあります。これらは、不穏、徘徊、尿失禁、転倒、便秘のリスクを増大させるため使用を控えます。

有害事象の頻度が高いものとして、抗精神病薬、利尿薬、NSAIDs（エヌセイズ）があげられます。なかでも利尿薬は、栄養ケアに影響が大きい水・電解質異常にかかわる薬なので注意深い観察が必要です。利尿薬は低用量の使用にとどめ、電解質や腎機能のモニタリングを適宜行います。有害事象を減らしたり、適切でない薬の投与を減らすには、多職種によるケースカンファレンスが有効とされていますので、多職種で薬について積極的に話し合いましょう。

薬の効果を実感した症例

筆者が薬の効果を実感した症例を紹介します。悪性腫瘍で痛みが強く、食事摂取不良で栄養状態が悪化した患者がいました。嗜好を聞きとり、希望のメニューを提供しましたが、一向に食べられるようになりませんでした。しかし、多職種と必要な薬の精査を行い、痛み止めを追加したことで食事摂取ができるようになりました。最終的に栄養状態も回復して驚くほど元気になりました。薬は適切に使えば、栄養ケアの強い味方になります。管理栄養士・栄養士も薬を知って、もう一段階高いレベルの栄養管理を目指しましょう。

引用・参考文献

1）Suzuki, Y. et al. Multiple consultations and polypharmacy of patients attending geriatric outpatient units of university hospitals. Geriatr. Gerontol. Int. 6（4), 2006, 244-7.
2）寶満誠ほか．福岡県の某健康保険組合における老人保健制度医療対象レセプトの解析：外来診療における個人単位分析、多科・重複受診に関するレセプト解析．日本公衆衛生雑誌．48（7)，2001，551-9.
3）Kojima, T. et al. Polypharmacy as a risk for fall occurrence in geriatric outpatients. Geriatr. Gerontol. Int. 12（3), 2012, 425-30.
4）日本老年医学会編．高齢者の安全な薬物療法ガイドライン2015．東京，メジカルビュー社，2015，170p.

管理栄養士・栄養士のお悩み解決 Q&A

Q 栄養補助食品の採用基準と具体的な使用方法を教えてください。

A 栄養補助食品は、管理栄養士・栄養士の裁量で採用しやすいです。しかし、やみくもに採用品目を増やすことは栄養補助食品の乱用につながるため、使用場面を吟味して採用します。医師や看護師からは「経口摂取不良に対して栄養補助食品をつけてほしい」という依頼が多いです。第一選択とされやすいのは飲料タイプの栄養補助食品です。ところが、継続的な摂取はむずかしい場合が多く、ベッド横の床頭台などに放置される場面をみかけます。継続的な摂取がむずかしい要因として、味があげられます。一般的な栄養補助食品の栄養組成は、1本で栄養バランスを満遍なくととのえられているため、甘い飲料タイプが多いです。患者・利用者は「甘くて飲めない」「口のなかがベタつく」「胃がもたれる」といって、かえって食事摂取量の低下をまねくことも少なくありません。長期的な経管栄養であればバランスのよい栄養組成を重視しますが、経口摂取であれば多少の栄養バランスの偏りがあっても、飲みやすい味であるほうがよいでしょう。甘さ控えめで、口のなかがベタつかず、胃もたれを生じないものは、食事摂取量の低下をまねきづらく、汎用性が高いです。飲みづらい栄養補助食品を1日3回追加して廃棄するものと、1日1回でも飲みやすいものを継続摂取できるものであれば、後者のほうが栄養改善と経済性にも優れています。高齢者における複合疾患は、総合的な栄養管理が求められます。エネルギー、たんぱく質を補えれば、そのほかの栄養素は基本献立や薬剤提案などでも対応可能です。

アイソカル®クリア（ネスレ日本株式会社 ネスレ ヘルスサイエンス カンパニー）は、上記の条件に加えて、ワンステップパックを採用しているため、1日をとおして衛生的に取り扱えます。さらに、飲み口が広く、飲みやすい形状です。筆者のオリジナルのレシピですが、飲み口から食塩0.5～1gを加えれば塩味が加わり、水・電解質補給にも活用できます。さらに、しっかりと冷やすことでサッパリ感が増すため、内服や食間の水分補給だけではなく、凍らせてシャーベット状での提供も可能です。食事は「おいしい、まずい」を感覚で判断するので、あなたが飲んで続けられると思う栄養補助食品を選択しましょう。

アイソカル®クリア
200mL（1パック）あたりの栄養成分表示

- 熱量…200kcal
- たんぱく質…10g
- 脂質…0g
- 炭水化物…40g
- ナトリウム（食塩相当量）…0mg（0g）
- 水分…166g

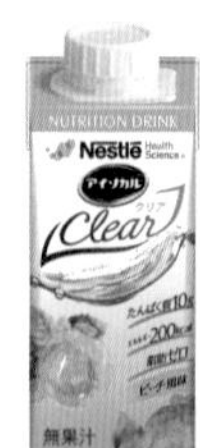

第6章

栄養ケアと栄養評価

1 栄養ケアの問題を防ぐ食事と栄養評価

よくある栄養ケアの問題

高齢者施設にはさまざまな疾患を抱えた高齢者がいます。急性期では治療による制限ができますが、その後は現実的で継続可能な対応が求められます。高齢者施設でよくある栄養ケアの問題を示します（**表1**）。これらの多くは低栄養によって誘発されます。**低栄養の根底は体重減少であり、必要栄養量の不足です**（**図1**）。栄養ケアの目的は体調不良を防ぐことです。そのためには適切な食事提供と栄養評価を行うことが重要です。

高齢者施設の食事

高齢者施設のおもな栄養補給法は経口摂取です。必要栄養量が確保できる食事を提供することで、日常に起こる栄養ケアの問題を回避できます。食事は食事摂取基準の改定ごとに見直し、食品構成に基づいた献立作成が必要です。ベースとなる食事が栄養基準値を満たしていれば、おおよその必要栄養量は充足します。しかし、そういった基準がない献立では、必要栄養量の過不足が生じ、健康状態を維持することがむずかしくなります。

一般食は軟菜食がベースになっていることが多いです。軟菜食は管理栄養士・栄養士の間では比較的理解しやすい食種ですが、他職種にはどのような食事か想像もつきません。筆者も看護師から「軟菜食ってやわらかいの？」「嚥下調整食と何が違うの？」と質問された経験があります。食事内容については、職種による認識の乖離をなくしていくとよいでしょう。

高齢者施設の管理栄養士・栄養士は少数ですから、多職種の協力を得ることが栄養ケアを成功させるポイントです。近年の診療報酬・介護報酬からもわかるように、多職種が連携した取り組みが評価されます。多職種と共通の指標で栄養ケアに取り組むには、施設で提供している食種の栄養量や特徴を誰がみてもわかるようにしましょう。

食事摂取量の記録

食事摂取量は看護師や介護福祉士が記録することが多いです。食事摂取量の記録は主食と副

表１　高齢者施設でよくある栄養ケアの問題

▶栄養摂取量の不足	▶低栄養
▶嘔気・嘔吐・悪心	▶誤嚥性肺炎
▶高血糖・低血糖	▶摂食嚥下障害
▶高血圧・低血圧	▶生活習慣病の悪化
▶食欲不振・食事拒否	▶認知症
▶脱水・溢水	▶尿路感染症
▶下痢・便秘	▶褥瘡

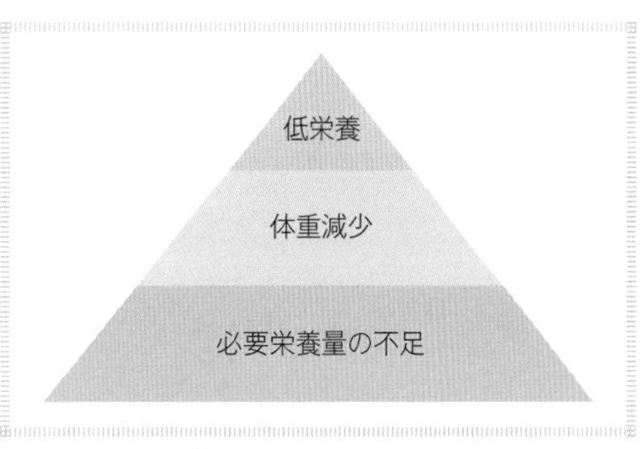

図１　低栄養の原因

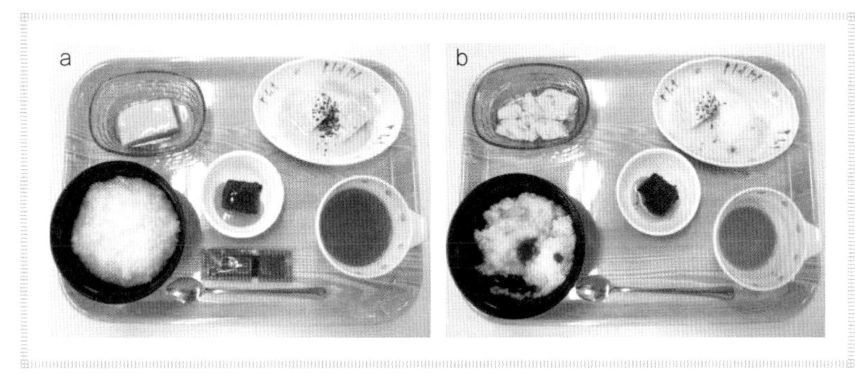

図２　嚥下調整食の摂取量

a．提供時、b．喫食後。
食形態を加工すると摂取量の把握が困難になる。机上の栄養価よりも少ないことを想定して評価する。

食に分けられており、全量摂取を「10 割」、まったく摂取なしを「0 割」と記録します。摂取量の記録で悩むのが副食です。10 割の内訳を主菜 5、副菜 2 ～ 3、副々菜 1 ～ 2、汁物 1 ～ 2 などと決めるとわかりやすいです。嚥下調整食は食形態を変えているので、喫食後の摂取量が把握しづらいです。調理中に栄養素の喪失も考えられるので、机上の栄養価よりも少ないことを想定して栄養評価します（**図 2**）。

施設全体で一般食と嚥下調整食の割合をみたときに、その比率がどれくらいかを指標にすると、施設全体の栄養状態を把握することができます。一般食が多ければ栄養状態は比較的良好ですが、嚥下調整食が多くなっていれば施設全体の患者・利用者の栄養状態は低下していると考えられますし、施設全体の給食材料費も高騰しやすいです。どの食種がどれだけ摂取されているかを正確に記録すると、正確な栄養評価を行うことができます。

必要エネルギーが不足すれば水・電解質も不足する

食思不振で経口摂取量が少ない場合は、栄養摂取量が不足するため、必要エネルギーが不足します。ポイントは**必要エネルギーが不足していれば水・電解質も不足するということです。**食事で補えない水･電解質を補給しなければ、腋窩（脇の下）や口腔内は乾燥し、尿量も減り、脱水となります。すると体の電解質バランスは崩れて、食思不振、尿路感染症、誤嚥性肺炎、認知症といったさまざまな症状が起こります。食事摂取量が半量以下やハーフ食を提供している患者・利用者が該当するので注意してください。こういった場合には食事摂取量の記録だけでなく、飲水量を評価します。なかでも、**水分にとろみづけをして提供している患者・利用者は注意が必要です。とろみづけをするとろみ調整食品の選択によって患者・利用者の水分摂取量が大きく変動します**（72 ページQ＆A参照）。食事がとれなくて、水も飲めなければ、まともに生きていけないので、食事と飲水量を把握することが大切です。

栄養評価は体重でみる

代表的な栄養状態の指標として血清アルブミン値があります。しかし、毎月の計測がむずかしい場合は、栄養評価の客観的な指標として体重を活用することをおすすめします。医療のNST で使用される「栄養治療実施計画兼栄養治療実施報告書」は、体重、BMI、現疾患、血液検査、栄養管理法などの項目があります。介護保険施設の栄養ケア・マネジメントは、BMI、体重減少率、血清アルブミン値、栄養補給法、褥瘡の有無でリスクを決定します（**表 2**）。どちらも体重が指標とされています。体重は血液検査に比べると簡便に計測可能であり、多職種との共通の栄養指標としても汎用性が高いです。

ガイドラインによって、現体重、標準体重、目標体重などさまざまに示されていますが、筆者は現体重を用いることが多いです。その理由は、栄養摂取基準量の算出と評価が同時に行えるため、患者･利用者の状態変化がわかりやすいからです。『日本人の食事摂取基準（2020 年版）』では、目標 BMI を日本人の実態に配慮して設定しています（**表 3**）[1)]。高齢者の場合、死亡率が高まるため、BMI を 21.5kg/m^2 以下にしてはいけないとされています。

施設全体で有効な支援は、比較的元気な患者・利用者の栄養摂取量を落とさないこと、体重を減少させないことです。高度の栄養障害に介入することは当然ですが、少し食事量が落ちてきた、体重が減ってきたという患者・利用者を見逃してはいけません。こういったケースは早急に対応することで、比較的簡単に改善が見込めるので、施設全体の栄養状態を維持することが可能です。

表 2　低栄養状態のリスク判断

リスク分類	低リスク	中リスク	高リスク
BMI※1	18.5 ～ 29.9	18.5 未満	−
体重減少率※2	変化なし （減少 3%未満）	1 ヵ月に 3 ～ 5%未満 3 ヵ月に 3 ～ 7.5%未満 6 ヵ月に 3 ～ 10%未満	1 ヵ月に 5%以上 3 ヵ月に 7.5%以上 6 ヵ月に 10%以上
血清アルブミン値	3.6g/dL 以上	3.0 ～ 3.5g/dL	3.0g/dL 未満
食事摂取量	76 ～ 100%	75%以下	−
栄養補給法	−	経腸栄養法 静脈栄養法	−
褥瘡	−	−	褥瘡

※1　BMI ＝体重（kg）/ 身長（m^2）
※2　体重減少率度（%）＝（ふだんの体重－現在の体重）÷ ふだんの体重 × 100
すべての項目が低リスクに該当＝低リスク、高リスクに一つでも該当＝高リスク、それ以外に該当＝中リスク。BMI、食事摂取量、栄養補給法については、程度や個人の状態により低栄養状態のリスクは異なると考えられるため、対象者の程度や状態などに応じて判断し、高リスクと判断される場合もある。

表 3　目標とする BMI の範囲（18 歳以上）（文献 1 より）

年齢（歳）	目標とする BMI（kg/m^2）
18 ～ 49	18.5 ～ 24.9
50 ～ 64	20.0 ～ 24.9
65 ～ 74※	21.5 ～ 24.9
75 以上※	21.5 ～ 24.9

※高齢者ではフレイル予防および生活習慣病の発症予防の両方に配慮する必要があることも踏まえて当面の目標とする BMI の範囲を 21.5 ～ 24.9kg/m^2 とした。

体重計測は 1 ヵ月に 1 回が多いですが、栄養摂取量の低下、体重減少など、気になる患者・利用者は週に 1 回の体重計測をしましょう。体重は栄養基準量の目安になりますし、その過不足によって栄養ケアの問題を予測できます。体重の増減を評価することが、栄養評価を行っているという認識をなくさないようにしましょう。

引用・参考文献

1）伊藤貞嘉ほか監修．“エネルギー”．日本人の食事摂取基準（2020 年版）．東京，第一出版，2020，61.

2 栄養管理プロセスという考え方

他職種の栄養ケアへのアプローチ

筆者は栄養療法を医師や他職種からも学びました。しかし、知識や経験値もないため、何をどうすればよいかわからず、結果が伴いませんでした。栄養療法の目的は多職種共通でも、医師や看護師と教育や立場が異なるため、アプローチも異なるからです。医師は医学を学び、画像診断や血液検査など、科学的根拠に基づいて医学的診断を行います。看護師は看護学を学び、看護診断を行います。これらの診断方法は、それぞれの専門知識から問題を特定し、解決につなげます。管理栄養士・栄養士は、栄養学を学び、栄養学的根拠に基づいて人をみるという明確な診断方法があります。それが栄養管理プロセスです。

栄養管理プロセス

近年、栄養管理の重要性が広く認知されるようになりましたが、疾病の診断や治療が科学的根拠に基づいているのに対して、栄養領域では専門用語や概念、方法に統一性がありませんでした[1)]。従来の栄養ケア・マネジメントは、栄養スクリーニング→栄養アセスメント→栄養ケア計画→実施・チェック→モニタリング→評価で行われていました。しかし、サービスの評価や継続的な品質改善活動は促されましたが、栄養ケアの問題を系統立てて考えるという点では不十分です。そこで日本栄養士会は、栄養管理の国際的な基準として、栄養管理プロセス（栄養ケアプロセス、nutrition（ニュートリション） care（ケア） prosess（プロセス）；NCP）をこれからの管理栄養士・栄養士に必須のスキルとして、生涯教育に導入しました。これからの栄養管理を学びたいと思われるのなら受講をおすすめします。

栄養管理プロセスは、栄養アセスメント→栄養診断→栄養介入→モニタリングで構成されています（**図 1**）[2)]。栄養管理プロセスを習得すると、栄養管理を行うプロセスが標準化され、論理的な展開が期待できます。

栄養管理プロセスの特徴は、栄養診断という考え方です。栄養アセスメントでは、栄養摂取量の過不足を明確にすることで栄養評価をします。その栄養評価を栄養診断で、栄養摂取量に

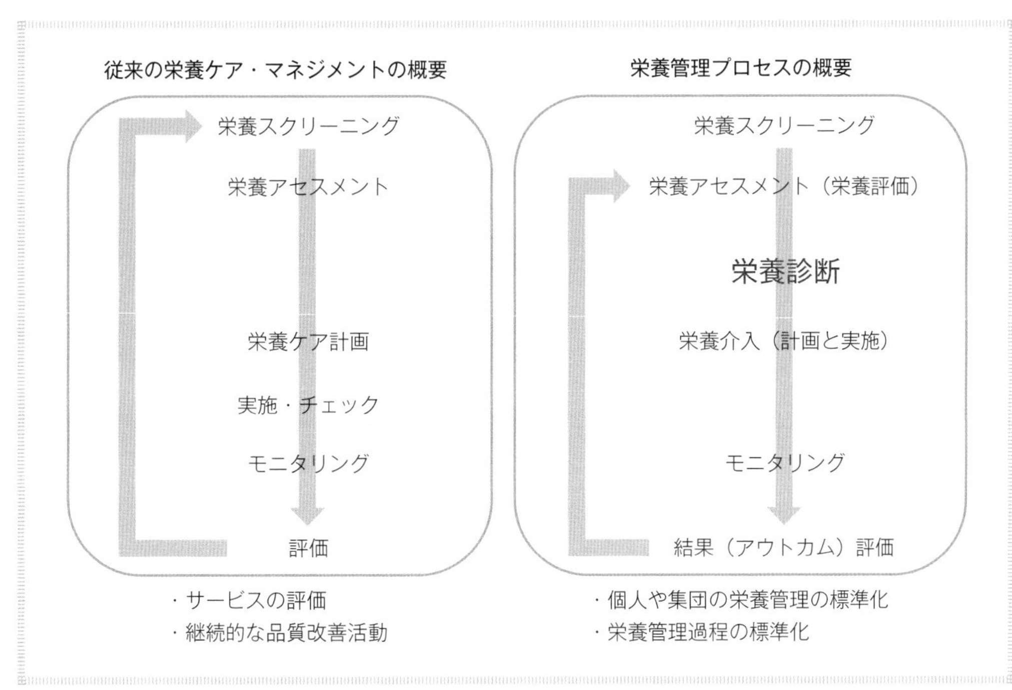

図1　従来の栄養ケア・マネジメントと栄養管理プロセス（文献2を参考に作成）

関すること（nutrition intake；NI）、臨床栄養に関すること（nutrition clinical；NC）、行動と生活環境（nutrition behavioral；NB／environmental）、そのほかの栄養（nutrition other；NO）に関することを総合的に判定します。

栄養診断は、医師が行う医学的診断とは異なり、栄養に限局した行為です。医師は血糖値が高い場合に糖尿病という病名を診断しますが、管理栄養士・栄養士は血糖値が高い原因が炭水化物摂取量過剰によると判断します。栄養診断を行う内容は、栄養介入により問題を完全に解決できること、または少なくとも兆候と症状を改善できることとされています。

栄養診断コードは、国際標準化された70のなかから主原因となるものを1つ選択します。栄養診断の領域と一部の栄養診断コード（**表1**）[3]を示しますが、たくさんある栄養診断コードを絞り込むのは容易ではありません。実際には、よく該当する栄養診断コードがあるので、逆引きのように活用していくことが多いと思います。ですから、**基本的な栄養摂取量（エネルギー、たんぱく質、糖質、脂質、NaCl、K^+、ビタミンB群、水）の過不足が判断できれば、よくある栄養診断コードを導けます。**その結果、具体的に栄養ケアで改善できることと、そうでないことがわかります。

表1　栄養診断の領域（文献3を参考に作成）

領域	定義	栄養診断コード（一部抜粋）
NI （nutrition intake：摂取量）	経口摂取や栄養補給法をとおして摂取するエネルギー・栄養素・液体・生物活性物質にかかわる事柄	NI-1.2 エネルギー摂取量不足 NI-1.3 エネルギー摂取量過剰 NI-2.1 経口摂取量不足 NI-2.2 経口摂取量過剰 NI-3.1 水分摂取量不足 NI-3.2 水分過剰量摂取
NC （nutrition clinical：臨床栄養）	医学的または身体的状況に関連する栄養問題	NC-1.1 嚥下障害 NC-1.4 消化機能異常 NC-2.2 食物・薬剤の相互作用
NB （nutrition behavioral／environmental：行動と生活環境）	知識、態度、信念（主義）、物理的環境、食物の入手や食の安全に関連して認識される栄養所見・問題	NB-1.1 食物・栄養関連の知識不足 NB-1.7 不適切な食物選択 NB-2.6 自発的摂取困難
NO （nutrition other：そのほかの栄養）	摂取量、臨床または行動と生活環境の問題として分類されない栄養学的所見	NO-1.1 現時点では栄養問題なし

専門職種の役割分担も明確になりますから、チーム活動も活性化します。**栄養管理プロセスを活用し、現場で起こる栄養ケアの問題を解決するには、「なぜそうなるのか」と原因を考え、情報整理、原因の特定、具体的な実践をする必要があります。**

「なぜそうなるのか」と原因を考える

食欲不振は「必要栄養量が充足できないこと」が問題です。エネルギー不足を補うために、栄養補助食品をつけるだけでは解決しないことが多いです。その理由は「なぜ食べられない？」「どうしてそうなった？」と原因を考えていないからです。

原因を考えるためには、患者・利用者をよく観察しなければなりません。観察をくり返すことで、観察力が養われていきます。その結果、栄養ケアの問題の原因がわかるようになっていきます。とくに患者・利用者の発言は重要です。何気ない訴えが栄養ケアの問題の原因を読み解くヒントになることも珍しくありません（**97ページQ＆A**参照）。今、管理栄養士・栄養士には「自ら考えて行動できること」が求められます。日常の業務にクエスチョンマークがつくように「なぜ？」「どうして？」と考えることが、自ら考えて行動できる管理栄養士・栄養士への第一歩です。

栄養ケアの問題発生
1. 情報の整理
①目標・問題点の設定
②原因のリストアップ
①栄養ケア・マネジメントの目標や問題点
（例）食欲不振、脱水、誤嚥性肺炎など
②情報フレームの作成
原因を分類してリストアップ
2. 原因の特定
栄養
病態
薬
栄養・病態・薬の順に精査
根拠にもとづいて原因を否定・リストの消去
リストの関係性、矛盾点、主原因を明確化
3. 具体的な実践
具体的な提案
チームアプローチ
根拠にもとづいた提案
わかりやすく伝える
役割分担を明確にしたアプローチ
栄養ケアの問題改善

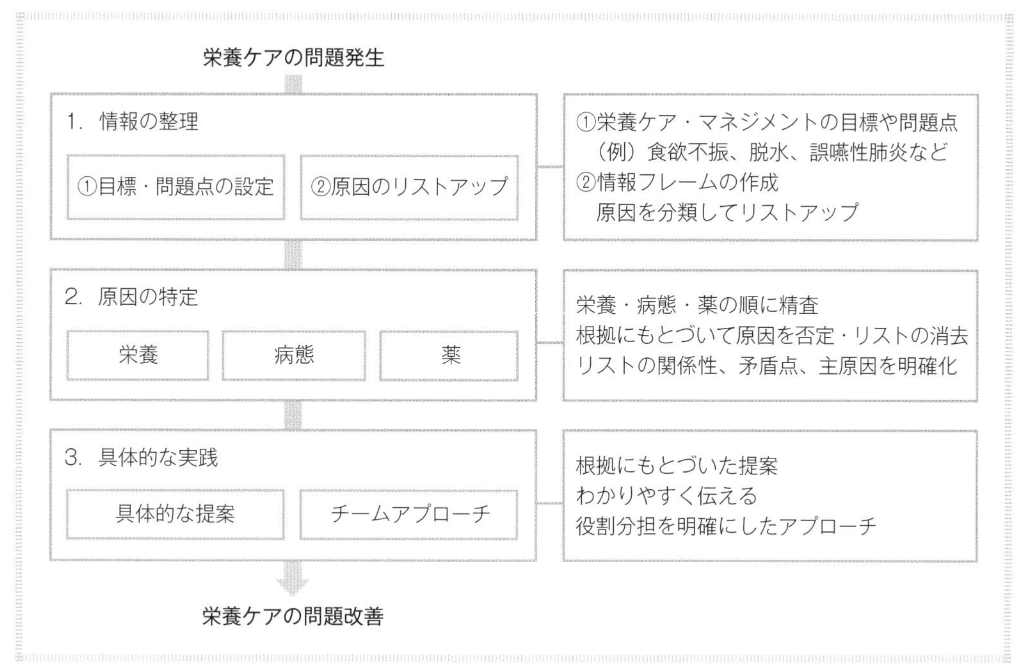

図2　栄養の知識を活用する手順

栄養の知識を活用する手順

栄養ケアの問題には、多くの場合、原因が存在します。原因さえ特定すれば問題を解決できる可能性が高まります。そのためには**図2**の手順に従って、栄養の知識を活用します。まずは情報整理からはじめます。情報整理は、目標・問題点の設定、原因のリストアップです。次にリストアップされた原因を、栄養、病態、薬の順に精査・特定します。最後に具体的な実践を具体的な提案とチームアプローチによって行います。

情報整理

目標・問題点の設定

情報整理の方法は、目標や問題点の設定からはじめます。栄養ケアの目標や問題点が設定されていなければ、何を行えばよいのかもわかりませんし、栄養ケアの具体的な内容が提示できません。目標や問題点は明確でわかりやすい内容で、管理栄養士・栄養士の視点から提示します。代表的な例に、誤嚥性肺炎や脱水、食欲不振、下痢、便秘といった内容があります。ただし、これらの目標や問題点は、患者・利用者や家族の状況に応じて変化することを前提に設定

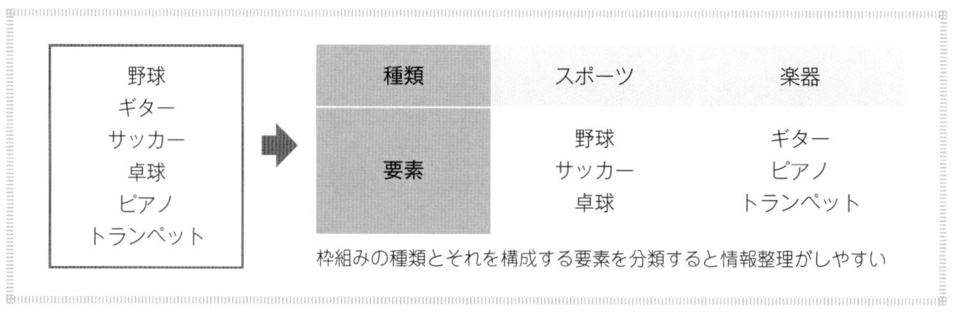

図3　情報整理の練習

表2　栄養ケアにおける情報整理

種類	栄養	病態	薬
要素	・エネルギー ・たんぱく質 ・糖質 ・脂質 ・Na^{+} ・K^{+} ・水 ・ビタミンB群など	・体温 ・血圧 ・脈拍 ・呼吸状態 ・尿 ・便 ・IN・OUTなど	・薬の種類 ・薬の効果 ・薬の副作用 ・薬の処方数 ・追加された薬 ・変更された薬 ・中止された薬 ・投薬拒否の有無など

してください。

原因のリストアップ

全体のイメージをつかんで複数の情報を整理するために、情報フレーム（枠組み）を考えます。大枠の種類とそれを構成する要素から情報を分類します。

たとえば、野球、ギター、サッカー、卓球、ピアノ、トランペットという「要素」を大枠の種類で把握すると、「スポーツ」と「楽器」という「種類」に分類されます（**図3**）。次に「種類」を構成する「要素」に分類すると、「スポーツ」は、野球、サッカー、卓球です。「楽器」は、ギター、ピアノ、トランペットです。このように情報を分類して整理すると、全体像がつかみやすくなります。このフレームを使って、栄養ケアに必要な情報を整理します。

栄養ケアのフレームの種類は「栄養」「病態」「薬」の3つです（**表2**）。栄養は各栄養素の摂取量です。病態はバイタルサインや尿、便、IN･OUTなどです。薬は処方薬の種類や数量とその変更の有無です。

引用・参考文献

1）中村丁次．“栄養管理プロセスの概要”．栄養管理プロセス．木戸康博ほか編．公益社団法人日本栄養士会監修．東京，第一出版，2018，4．
2）木戸康博．“栄養管理プロセスの活用”．前掲書 1），11．
3）片桐義範．“栄養診断（栄養状態の判定）”．前掲書 1），99-102．

管理栄養士・栄養士のお悩み解決Q&A

Q 患者・利用者と会話をするためのアドバイスをお願いします。

A 管理栄養士・栄養士は生真面目な人が多いので、患者・利用者に食事の情報だけを聞きとり、伝えているのではないでしょうか？ しかし、情報を伝えるために食事の質問を連続して行うと、患者・利用者は尋問されているような気持ちになります。相手があなたと話をしたいと思うのは、「話を聴いてもらえた」と感じることが第一です。会話を促すには、私はあなたの話を「世界一知りたいと思って聴いている」という心構えが必要です。患者・利用者に会ったら、最初に自己紹介をします。自分が何者か、どういった趣旨でここに来たかを簡単に説明します。会話をするなかで大切なのは雑談です。雑談自体に意味はありませんが、雑談をとおして患者・利用者の全体像が把握できます。筆者の経験則ですが、男性なら仕事、女性なら家族の話は発言が促されることが多い印象です。患者・利用者の人となりが把握できたら一つだけ食事の話をします。ここでのポイントはたくさん伝えすぎないことです。意識的に食事の話を控えることで、知りたいこと、伝えたいことがスムーズに話せます。こういった会話はくり返し練習することで身につくので、話しやすい患者・利用者から実践しましょう。

3 栄養不良の原因のリストアップ

栄養ケアの問題となる原因をリストアップする

栄養ケアの問題となる食欲不振の原因に「栄養」「病態」「薬」があります。これらを分類してリストアップします。リストアップした原因のなかから見当をつけて対応すれば、問題解決の確率は上がります。

食欲不振に関する原因は多岐にわたりますが、もっとも重要な情報は栄養です（**表1**）。まずは栄養摂取量の過不足が食欲不振の原因になっていないかを考えます。病態はバイタルサインやIN・OUTを中心に考えます（**表2**）。基本のバイタルサインやIN・OUTの計算がわかれば、おおむねの病態把握は可能です。それ以外の項目は他職種と協力して、症状、疾患、介助、そのほか生活に関することをあげましょう。

食欲不振の原因となる薬は膨大に存在するので、一部を示します（**表3**）。薬の種類以外にも、変更・中止、副作用、多剤併用といったことも原因になります。自分でリストアップをすることが知識の活用につながるので、誤嚥性肺炎、下痢、便秘、嘔吐など、よく遭遇するケースをリストアップしましょう。

リストアップの方法① 自分で調べる

まずは自分で調べる習慣をつけましょう。管理栄養士・栄養士や看護師向けの書籍からわかりやすいと思うもので調べることをおすすめします。調べるきっかけをつくるという意味ではインターネットを利用してもよいです。「食欲不振　原因」と検索すると多くの情報を得ることができます。イラストが多く、わかりやすくて参考になるウェブページもありますが、情報の根拠となる裏づけをしてください。インターネットの利用は手軽ですが、不確かな情報も多いので、「いつ」「誰から」「どのように」発信された情報かを確認することが重要です。古い情報や出所が不確かなものに注意してください。

正確な情報は、最新の論文から得ることが望ましいですが、アクセスしやすい情報から明確な基準や指針を活用してもよいです。管理栄養士・栄養士にとって『日本人の食事摂取基準』

表1　食思不振の原因が栄養の場合に考えられること

栄養	栄養基準量	考えられること
エネルギー	過剰	非経口栄養が多い、経腸栄養で食間がない
	不足	長期間の栄養摂取不良、低栄養の悪循環
たんぱく質	過剰	腎機能低下、尿毒症
	不足	長期間の栄養摂取不良、低栄養の悪循環
糖質	過剰	高血糖、多飲、多尿、口渇感
	不足	低血糖、吐き気、動悸、頭痛
脂質	過剰	空腹感を感じない
ナトリウム	過剰	高ナトリウム血症、浮腫
	不足	低ナトリウム血症、倦怠感、脱力感
カリウム	過剰	高カリウム血症、倦怠感
	不足	低カリウム血症、倦怠感、筋力低下、便秘
水	過剰	溢水、水・電解質異常（低ナトリウム血症）
	不足	脱水、水・電解質異常（高ナトリウム血症）
ビタミン B_1	不足	倦怠感、浮腫、食欲不振、脚気
亜鉛	不足	味覚障害

は身近で明確な根拠になります。『日本人の食事摂取基準』には、栄養の過不足によって起こる症状や必要な情報が凝縮されており、基本的な指標になっています。

代表的なガイドラインには『糖尿病診療ガイドライン 2019』『高血圧治療ガイドライン 2019』『高齢者の安全な薬物療法ガイドライン 2015』『静脈経腸栄養ガイドライン』などがあります。インターネットで「栄養　ガイドライン」と検索すると、無料で閲覧可能なものがあります。「Minds ガイドラインライブラリ」[1] では、日本で作成されたガイドラインが評価・掲載されているので参考になります。最新の情報は日本栄養士会から発行される広報誌や研修会でも公開されています。正確な情報を得ることでリストアップした項目の根拠になりますので活用しましょう。

リストアップの方法② 質問をする

他職種に質問しないとわからないことも多いです。管理栄養士・栄養士の専門外である医師

表２　食思不振の原因が病態の場合に考えられること

分類	考えられること
バイタルサイン	体温の異常、血圧が高い･低い、脈拍の異常、SpO_2 低値、呼吸状態の異常、尿量が多い･少ない、下痢、便秘、IN・OUT の異常
症状	意識レベルの低下、ギャッチアップ・坐位姿勢が不可能、傾眠、せん妄、炎症反応高値、疼痛、腹水、胸水、著明な浮腫、腹部膨満、貧血、脱水、口腔内の乾燥、高血糖・低血糖、味覚異常、嘔気・嘔吐、胃もたれ、胃部痛、注意力散漫、感情失禁、半側空間無視
疾患	認知症、嚥下障害、担がん状態、心疾患、脳血管疾患、慢性腎臓病、慢性閉塞性肺疾患、肝硬変、胃潰瘍・十二指腸潰瘍、機能性ディスペプシア、うつ病、口内炎、起立性低血圧、開口･閉口障害、甲状腺機能低下症、関節リウマチ、味覚障害、ビタミン B_1 欠乏症、高カルシウム血症
介助	食事開始までの待ち時間が長い（食堂への移動時間･待機時間が長い、食事準備に時間がかかる)、食事と間食の時間が短い、口腔ケアが未実施、義歯が不適合、食形態が不適切、食事介助が不適切、食事姿勢がととのっていない、食事動作が不可能、食具が不適切、経腸栄養投与時間が不適切、介助者による差、食事摂取記録が不正確、介助者の時間確保が困難、ほかの患者・利用者の影響
そのほか	本人の意思で拒否、嗜好に合わない、不必要な減塩、精神的ストレス、生活環境の変化、生活リズムと不一致、１日３食の習慣がない、家族の差し入れを食べる、太ってはいけないという信念、活動量が少ない、嗜好品を優先する、食べる意欲がない、誤嚥する恐怖心が強い、睡眠不足

の診断・治療、看護師の観察ポイント、薬の使い方などは、チームで積極的にかかわるなかで身につきます。

管理栄養士･栄養士は自分が思ったことを言葉に出せずに失敗するケースが多いと感じます。とくに「自分がわからないことを聞けない」と悩んでいる人が多いのではないでしょうか。知らないことを調べて、いつでも聞けるようにしておくことは大切ですし、知りたいと思ったタイミングに聞けることも大切です。

一人職場で聞く人がいない場合は職場の外に目を向けてみましょう。筆者のおすすめの方法は、研修会に参加して講師の先生とつながりをつくることです。そこで連絡先を交換すれば、メールや電話などで連絡が可能です。最初は勇気が必要ですが講師を務める先生の多くは、社会貢献のために外部活動をしています。連絡先の交換にも快く応じてもらえることが多く、熱心な質問に対してもていねいに答えてもらえることも多いです。ただし、最低限のマナーをわきまえていることが条件です。

自分の名刺をもち、あいさつすることが礼儀です。職場から名刺が支給されていない場合は

表3　食思不振の原因が薬の場合に考えられること

薬効分類	一般名	商品名
降圧薬（利尿薬）	フロセミド	ラシックス®錠 10・20・40mg
抗血栓薬（抗血小板薬）	チクロピジン塩酸塩	パナルジン®錠 100mg
神経変性疾患治療薬（抗アルツハイマー病薬）	ドネペジル塩酸塩	アリセプト®錠 3・5・10mg
抗うつ薬・抗精神病薬（選択的セロトニン再取り込み阻害薬：SSRI）	パロキセチン	パキシル錠 5・10・20mg
心不全治療薬（ジギタリス製剤）	ジゴキシン	ジゴシン®錠 0.125・0.25mg
造血薬（経口用鉄剤）	クエン酸第一鉄ナトリウム	フェロミア®錠 50mg
抗悪性腫瘍薬（代謝拮抗薬）	テガフール ギメラシル オテラシルカリウム	ティーエスワン®配合 OD 錠 T20·25
麻薬・覚せい剤（麻薬）	モルヒネ硫酸塩水和物	MS コンチン®錠 10・30・60mg

上記以外の原因として「薬の効果が効きすぎている」「決められた薬を使用していない」「副作用」「多剤併用（6 種類以上の薬剤）」があげられる。

自ら名刺をつくってよいかを職場に確認しましょう。講師に連絡する際にも「電話は事前に連絡可能な時間を確認する」「メールは内容を整理して簡潔に伝える」「意図した内容が伝わるかをよく吟味して送信する」など、先方への心遣いが大切です。こういったことで質問力が養われ、同時に人間関係を円滑にするスキルも身につきます。知らないことについて素直に聞ける人は他職種を尊重できる人であり、チームでも活躍できるはずです。

リストアップの方法③ 実践する

明確な指標として示されていなくても、実践した経験値からリストアップされることがあります。生活状況や趣味嗜好は人によって異なるので、情報がすべて記載されていません。患者・利用者に会うことで、人となりがわかります。実際に患者・利用者に会って、みる、話す、聞く、嗅ぐ、触れるなど、体温が感じられる距離で栄養ケアを行いましょう。

食事摂取量不良でも「1 日 2 食しか食べていない生活スタイルだった」「今までの食事時間が施設の食事提供時間と大きく異なる」「認知症で 3 日に 1 度の覚醒」など、さまざまな原因があります。実践によって、疑問をもち、気づきを得るという好循環が生まれます。

自らが栄養ケアの主軸として動き、チームアプローチを円滑にすることで、栄養に関心をもつ仲間が増えていきます。栄養ケアの問題になる原因のリストアップは、自ら考えて作成することで身につくので、ぜひ実践してください。

引用・参考文献

1）公益社団法人日本医療機能評価機構．Minds ガイドラインライブラリ（https://minds.jcqhc.or.jp/, 2021 年 11 月閲覧）.

管理栄養士・栄養士のお悩み解決 Q&A

Q 他職種に対して発言ができません。自信をもって発言するために何をすればよいですか？

A 本書を手に取っているあなたは、潜在的に自信をもって発言したいと思っているのではないでしょうか？ 他職種への発言ができない理由で多いのは「知らないことが恥ずかしい」「聞いたら相手に失礼」など、あなた自身の感情が発言にストップをかけてタイミングを逃すパターンです。わからない用語を後でこっそり調べる人も多いですが、調べた内容が正しいかを確認するまでが大切です。自分で調べることは大切ですが、わからないことを「○○について教えてください」と声に出すことはもっと大切です。病院・介護保険施設は専門職の集まりなので、親切に教えてくれる人も多いです。あなたが「教えてください」と勇気をもって一歩踏み出すことが、よい結果につながります。案外、ほかの人もあなたに何かを聞きたいと思っているかもしれません。質問をくり返すうちに、会議やカンファレンスなどさまざまな場所で発言できるようになります。聞くことで得られることは、あなたの知識と関係性の構築です。それこそが、栄養ケアをチームで展開するための基盤になります。

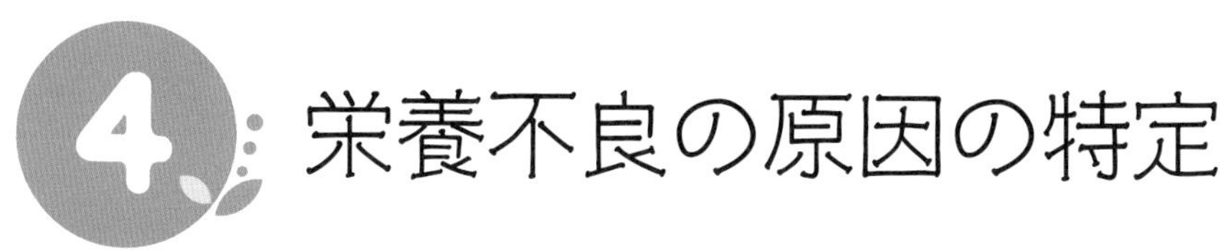

4 栄養不良の原因の特定

リストアップされた原因を特定する

栄養ケアの問題となる原因検索は、栄養ケアのフレームに従って、栄養→病態→薬の順番に精査します（図 1）。

食欲不振の原因をリストアップしたもの（**表 1**）のなかから該当するものをチェックすると、関係性、矛盾点、主原因が明確になります。原因があてはまらないものは論理的に一つずつ消去できますが、最終的に消去できない項目がみつかります。最終的に消去できない項目が栄養ケアの問題となる原因と考えられます。これは総合診療医（特定の専門分野に限定せず、さまざまな病気の診断ができる医師）が行うアプローチを応用した方法です。医師は科学的根拠にもとづいて病名を特定していきますから、論理的で説明もわかりやすいです。これを管理栄養士･栄養士の視点で行えば、問題の根本的な原因を特定し、この先どうなるかも予測できます。この手法によってアプローチの幅を広げ、論理的な議論をして他職種の"御用聞き"から脱却しましょう。

栄養

管理栄養士・栄養士にとって栄養摂取量はもっとも客観的な指標ですから、**かならず栄養摂取量の把握からはじめてください。**

栄養基準量の概要を示します（**表 2**）。**栄養摂取量が、現体重から導いた栄養基準量に比べて「過剰」「適量」「不足」のどれに該当するかを判断します。**体重 50kg の場合、必要エネルギーの算出は体重 50kg × 30kcal = 1,500kcal です。摂取エネルギーが 1,500kcal/ 日であれば適量ですが、1,000kcal/ 日なら基礎代謝程度しかないため、不足と判断します。

現体重を指標にエネルギー、たんぱく質、水を算出します。脂質や糖質はエネルギー比率や最低必要量から算出します。ナトリウム、カリウムは維持量、ビタミン B 群は食事摂取基準から必要量を判断します。これらの栄養摂取量の過不足が栄養ケアの問題と関係しているかを明らかにすることが重要です。

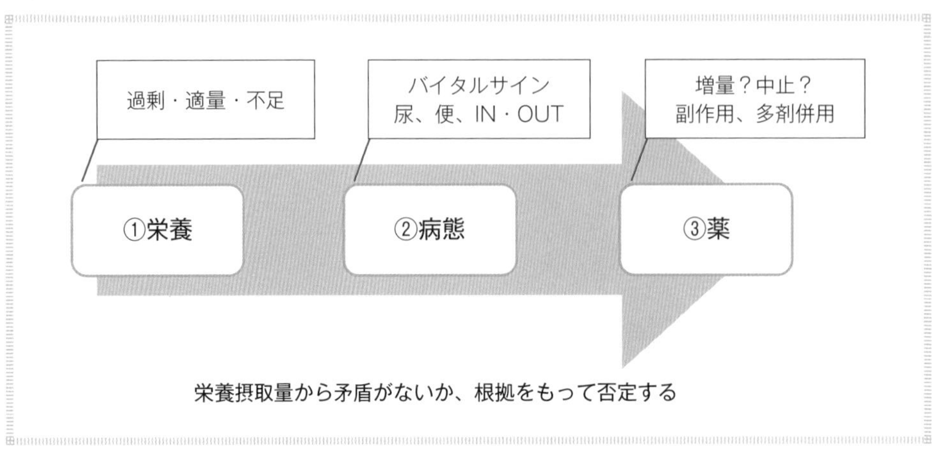

図1　栄養ケアの問題を原因検索する手順

表1　食欲不振の原因リスト

分類		考えられること
栄養		エネルギー過剰・不足、たんぱく質過剰・不足、糖質過剰・不足、脂質過剰、ナトリウム過剰・不足、カリウム過剰・不足、水過剰・不足、ビタミン B_1 不足、亜鉛不足
病態	バイタル	体温が高い・低い、血圧が高い・低い、脈拍が速い・遅い、SpO_2 低値、呼吸状態の異常、尿量が多い・少ない、下痢、便秘、IN・OUT の異常
	症状	意識レベルの低下、ギャッチアップ・坐位姿勢が不可能、傾眠、せん妄、炎症反応高値、疼痛、腹水、胸水、著明な浮腫、腹部膨満、貧血、脱水、口腔内の乾燥、高血糖・低血糖、味覚異常、嘔気・嘔吐、胃もたれ、胃部痛、注意力散漫、感情失禁、半側空間無視
	疾患	認知症、嚥下障害、担がん状態、心疾患、脳血管疾患、慢性腎臓病、慢性閉塞性肺疾患、肝硬変、胃潰瘍・十二指腸潰瘍、機能性ディスペプシア、うつ病、口内炎、起立性低血圧、開口・閉口障害、甲状腺機能低下症、関節リウマチ、味覚障害、ビタミン B_1 欠乏症、高カルシウム血症
	介助	食事開始までの待ち時間が長い（食堂への移動時間・待機時間が長い、食事準備に時間がかかる）、食事と間食の時間が短い、口腔ケアが未実施、義歯が不適合、食形態が不適切、食事介助が不適切、食事姿勢がととのっていない、食事動作が不可能、食具が不適切、経腸栄養投与時間が不適切、介助者による差、食事摂取記録が不正確、介助者の時間確保が困難、他利用者の影響
	そのほか	本人の意思で拒否、嗜好に合わない、不必要な減塩、精神的ストレス、生活環境の変化、生活リズムと不一致、1日3食の習慣がない、家族の差し入れを食べる、太ってはいけないという信念、活動量が少ない、嗜好品を優先する、食べる意欲がない、誤嚥する恐怖心が強い、睡眠不足
薬		薬が効きすぎている、薬の追加・変更・中止、副作用、多剤併用（6種類以上）

表2　栄養基準量の概要

栄養素	基準量
エネルギー	30kcal/kg 以上 / 日
たんぱく質	1 ～ 1.2g/kg/ 日、総エネルギーの 13 ～ 20%
糖質	総エネルギーの 50 ～ 65%、最低量 100g/ 日以上
脂質	総エネルギーの 20 ～ 30%
ナトリウム	維持量 70 ～ 100mEq/ 日（食塩 4 ～ 6g 程度 / 日）
カリウム	維持量 40 ～ 60mEq/ 日（1,500 ～ 2,500mg 程度 / 日）
ビタミンＢ群	B_1 1.2mg/ 日、B_2 1.3mg/ 日、B_6 1.4mg/ 日、B_{12} 2.4μg/ 日
水	30mL/kg/ 日

①栄養摂取量を算出
②表を参考に現体重から栄養基準量を算出
③上記①と②を比べて過剰、適量、不足を判断

食欲不振になる原因として多いのは糖質不足、ナトリウム不足、カリウム不足、水過剰、水不足、ビタミン B_1 不足、亜鉛不足などです。エネルギー、たんぱく質、ビタミンは1週間程度の栄養不良で食欲不振につながりやすいです。一方でナトリウム、カリウム、水は、1～3日程度で食欲不振につながりやすいです。高齢者はささいな体調不良から下痢、脱水、尿路感染症につながります。週末の金曜日にこのような症状に対応がなされないと、週明けの月曜日には体調の悪化を来すことも珍しくありません。エネルギーやたんぱく質、水・電解質が不足であれば、水・電解質を優先的に補正してください。水・電解質異常のときには、それを補正しなければエネルギー量を負荷しても栄養状態は改善しません。栄養の過不足が判断できれば、次に病態を確認します。

病態

病態の確認事項を示します（表3）。**バイタルサインや尿、便、IN・OUT に異常がないかを確認します。**バイタルサインが安定しなければ食べられませんし、栄養ケアの障害となります。バイタルサイン、尿、便、IN･OUT から代表的な食欲不振の原因は、発熱、異常な高血圧や座っていられないほどの低血圧、脈拍がととのっていない、呼吸状態の異常、下痢、便秘、脱水、溢水などです。とくに IN・OUT バランスは、水・電解質管理の点でも重要です。バイタルサインや尿、便、IN・OUT を確認した後に症状からの原因をみます。

表３　病態の確認事項

項目	基準	検討事項
体温	36.5℃前後	個人差がある
血圧	正常：120/80mmHg、高血圧：140/90mmHg	変動を考慮する
脈拍	通常：60 ～ 70 回、 頻脈：100 回 / 分以上、徐脈：60 回 / 分以下	
呼吸	通常：16 ～ 20 回 / 分、脈拍数÷５＝呼吸数	
尿量	6 ～ 7 回 / 日	腎機能の影響を受ける
排便	1 回 / 日	2 回以上 / 週が望ましい
IN・OUT	IN 摂取量＋代謝水（現体重× 5mL） OUT 尿量＋排便＋不感蒸泄（現体重× 15mL） ＋そのほか	尿 200mL/ 回 排便 200mL/ 回 200mL/1℃上昇 そのほか（滲出液・吸引など）
症状	実際の症状	他職種と協力して確認
疾患	主治医意見書、健康診断書、看護サマリー、栄養情報提供書など	
介助	義歯が合っていない、食事介助が不適切、口腔ケア未実施など	
そのほか	精神的ストレス、生活環境の変化など	

患者・利用者に実際に会って、リストアップされた原因が該当するかを確認してください。症状の項目は他職種と情報共有することでわかることも多いです。疾患は他職種の情報や主治医意見書、健康診断書、看護サマリー、栄養情報提供書などから判断します。その際に注意することは、疾患名だけで判断しないことです。「糖尿病＝エネルギー制限」「高血圧＝減塩」「胃がん＝分割食」という覚え方ではなく、その疾患が現在の栄養ケアの問題になり得るかという視点をもつことが大切です。疾患を確認したら介助に関すること、そのほかの要因がないかを確認します。病態の次は薬を確認します。

薬

薬は表４の項目を確認します。**薬は、ビタミン、鉄、亜鉛など栄養になるものがあれば、栄養摂取量と合算します。薬の効果や副作用、変更を把握しておくと原因の精査に役立ちます。**近年、問題となっている**多剤併用（ポリファーマシー）は、６種類以上の薬を目安にしてくだ**

表4　薬の確認事項

確認項目	例
薬が効きすぎている	降圧薬、糖尿病治療薬、抗うつ薬・抗精神病薬など
薬の追加	量・種類の追加
薬の変更	量・種類の変更
薬の中止	中止、内服拒否、アドヒアランス不良※
副作用	経口用鉄剤、プロトンポンプ阻害薬、解熱・鎮痛・抗炎症薬など
多剤併用	6種類以上の薬

※患者が積極的に治療方針の決定に参加し、その決定に従って治療を受けること

さい。食欲不振の原因は痛み止め、精神や神経に作用する薬など多くの薬が該当します。栄養、病態を精査しても原因がわからないときには、すべての薬を精査します。薬は専門性が高く、管理栄養士・栄養士単独では判断が困難ですから、医師や薬剤師との協力が不可欠です。栄養と薬は密接なかかわりがありますから、関連づけてみるようにしてください。

矛盾点をみつける

リストアップされた原因を栄養摂取量の過不足、病態、薬の順にチェックしたら、その項目が正しいかを精査します。栄養摂取量はその過不足から矛盾点がないかを確認します。体重とエネルギーを例に、矛盾の読み解き方を**表5**で説明します。

①はエネルギーが適量で1ヵ月後に体重が維持されているので妥当と判断します。ただし、その後も体重評価を継続してエネルギーアップの必要性を検討します。

②はエネルギーが不足で3日後に体重が減少しています。これも食べていないので妥当と判断します。体重減少の理由は、エネルギーの不足に加えて水や電解質も不足している可能性が高いです。脱水の有無を確認しましょう。

③はエネルギーが基礎代謝程度で不足したにもかかわらず、3週間後に体重が2kg増加しています。一般的に基礎代謝程度のエネルギーで体重が増加するとは考えがたいです。理論的に体重1kg増加に必要なエネルギーは約7,000kcalで、1ヵ月換算にすると200～300kcal/日の付加が必要になります。そのため栄養摂取量と体重に矛盾があります。食べていないのに体重が増加したときの原因は浮腫が多いです。食べていたか、食べていなかったかは、管理栄養士・栄養士にとって客観的なデータになります。栄養摂取量から矛盾をみつけることで、問

表5　体重とエネルギーから判断できること

①現体重 40kg × 30kcal/ 日で、1 ヵ月後に体重± 0kg
　適量の判断は妥当、体重評価しエネルギーアップの必要性を検討。

②現体重 40kg × 10kcal/ 日で、3 日間後に体重− 1kg
　不足の判断は妥当、水と電解質の不足はないか？ 脱水注意。

③現体重 40kg × 20kcal/ 日で、3 週間後に体重＋ 2kg
　不足の判断は矛盾、基礎代謝程度で体重増加は考えがたい。浮腫を疑う。

題点が明確になります。

根拠を論理的に否定する

栄養摂取量の評価項目を示します（**表 6**）。一般的に栄養摂取量の過不足によって起こり得ることは予測可能ですが、個人や病態などで差があるため、すべての患者・利用者で同じ結果にはなりません。栄養摂取量に対して病態に矛盾があれば、問題は栄養以外にあると考えられます。栄養摂取量と病態の間に矛盾がある例は、食塩摂取量が不足なのに血圧が高い、糖質摂取量が不足なのに血糖値が高い、IN（食事・水分摂取量）が過剰なのに OUT（発熱、尿量、排便、代謝水と不感蒸泄の差）が少ない、もしくはその逆の場合です。

病態は、バイタルサインが基準値に比べて異常値を呈しているかを確認します。症状や疾患の確認事項は**表 7** を参考にしてください。これらは患者・利用者に会ってわかること（浮腫の有無、口腔内・腋窩の乾燥、痛みの訴え、味覚の感じ方など）、主治医意見書や健康診断書といった書類でわかること（現在加療中の疾患、既往歴、食事療法の指示）、他職種と情報共有してわかること（身体所見、介助、生活面）の 3 つに分かれます。

薬の確認は、現在加療中の疾患と過去の疾患を混同しないことが大切です。現在加療中の疾患であれば、処方されている薬の効能が一致します。病態と合わせて何の目的で薬が処方されているかを考えると、栄養や病態に対して薬の矛盾をみつけられます。食べられていないため低血糖の危険性があるのに血糖降下薬が出ている、食塩摂取量が不足で血圧が低いのに降圧薬が出ているといった場合に、その薬の必要性を議論できます。水分摂取量が不足で便秘があり緩下薬が乱用されているなら、水分摂取量を増やすことで便秘の解消につながるかもしれません。食事と水分摂取量が不足で血圧も低いのに利尿薬が出ているケースでは、脱水によってさらに血圧が低下する可能性があります。栄養摂取量、病態、薬をみることでそれぞれの関係性が明確になり、食事内容や薬の必要性を見直すことができます。

表6　栄養摂取量の評価項目

栄養	評価項目	過剰	適量	不足
エネルギー	体重	増加	維持	減少
たんぱく質	筋肉量	排泄 or 増加	増加 or 維持	低下
	腎機能	低下	維持	低下
糖質	血糖値	上昇	維持	低下
	体重	増加	維持	低下
脂質	体重	増加	維持	減少
	便	下痢	維持	便秘
ナトリウム	浮腫	増悪	改善 or 維持	改善 or 維持
	血圧	上昇	維持	低下
カリウム	心機能	悪化	改善 or 維持	悪化
	筋力	低下	維持	低下
水	尿量	増加	維持	減少
	浮腫	増悪	改善 or 維持	改善 or 維持

注意：個人差、病態などによって変動がある

筆者は栄養ケアの問題の原因を特定する練習をくり返すことで、さまざまなケースに対応できるようになりました。高齢者施設の管理栄養士・栄養士は少人数の職場が多く、具体的な栄養管理の指示を受けることがむずかしいです。そのため、専門職としての判断と、自律した行動が求められます。栄養ケアの問題の原因を特定し、専門性を発揮する武器にしましょう。

具体的な提案

栄養ケアの問題の原因がわかっても、情報を具体的な提案でわかりやすく伝える技術が必要です。食欲不振で食塩制限を解除したいケースを考えてみましょう。

症例の概要は、食塩6g制限を指示されている患者・利用者が「味がうすくておいしくない」と訴えているとします。食事摂取量は不足で、食塩制限を解除しても1日6gの食塩制限を順守できると判断したケースで、管理栄養士・栄養士が、主治医や看護師に声をかけて食塩制限の解除を提案する場面を想定します。

表7　病態の確認事項

症状	確認事項	疾患	確認事項
意識レベル低下	呼びかけに反応なし、血圧低下	認知症	理解・判断力低下、もの忘れ、精神的に不安定
傾眠	呼びかけても眠ってしまう	摂食嚥下障害	発熱、咳・痰の増加、むせる、食事時間の延長
せん妄	攻撃的、意味不明な行動、意識障害	担がん状態	抗悪性腫瘍薬、体重減少、疼痛増強
炎症反応高値	感冒、発熱、胃腸炎、誤嚥、担がん状態	心不全	動悸、呼吸苦、浮腫、食塩・水分制限の指示
疼痛	痛みの訴え、解熱・鎮痛・抗炎症薬	脳血管疾患	麻痺、言語障害、嚥下障害、食塩制限の指示
腹水	肝硬変、消化器がん、腹膜の炎症	慢性腎臓病	浮腫、高血圧、尿量減少、たんぱく質・食塩・カリウム・リン制限の指示
胸水	呼吸苦、心不全、肺がん、肺炎	慢性閉塞性肺疾患（COPD）	るい痩、呼吸苦、慢性的な咳や痰、喫煙歴
腹部膨満	便秘、腹水、腸閉塞、腹膜炎、空気嚥下症（呑気症）	肝硬変	黄染、黄疸、腹水、浮腫、出血しやすい、手が震える
貧血	低血圧、坐位・ギャッチアップ不可能	胃・十二指腸潰瘍	心窩部痛、ゲップ、胸やけ、黒色便
脱水	血圧低下、口腔内・腋窩乾燥、尿量減少、尿路感染症	うつ病	意欲低下、不安増強、疲労感増強
溢水	呼吸苦、浮腫、心不全、腎不全	口内炎	食事・口腔ケアで痛みの訴え、会話困難
低血糖	意識障害、糖尿病、血糖降下薬	起立性低血圧	顔色が悪い、めまい、ふらつき
高血糖	口渇、多飲、多尿	開口・閉口障害	頭頸部がん、顎関節症、脳血管疾患、パーキンソン病
味覚異常	味を感じない、おいしくないとの訴え	甲状腺機能低下症	全身倦怠感、浮腫、活気がない
嘔気・嘔吐	急性胃腸炎、がん、腸閉塞、胆嚢炎		

※介助、そのほか生活に関することは他職種と協力して確認

他職種への提案は、SBAR（エスバー）という情報を簡潔に伝える技術を使うことをおすすめします（図2）。SBARを使って提案すると、むずかしいことでもわかりやすく伝えられます（図3）。状

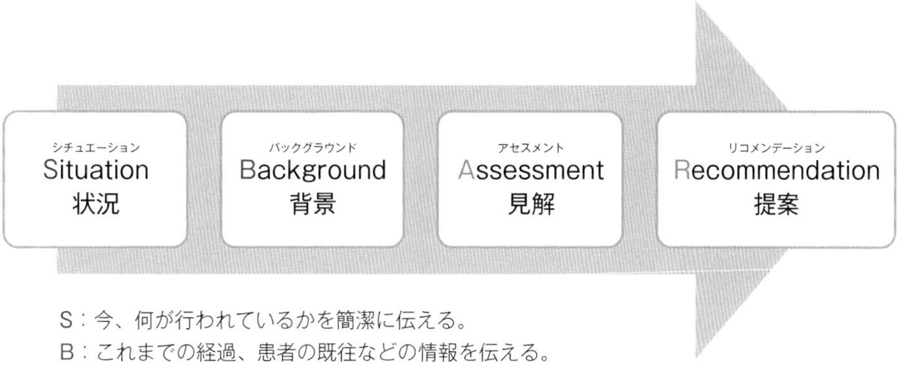

シチュエーション
Situation
状況

バックグラウンド
Background
背景

アセスメント
Assessment
見解

リコメンデーション
Recommendation
提案

S：今、何が行われているかを簡潔に伝える。
B：これまでの経過、患者の既往などの情報を伝える。
A：問題点、自分の考えを伝える。
R：どうしてほしいのかを提案、依頼する。

図2　SBAR（エスバー）：情報を簡潔に伝える技術

食欲不振で食塩制限を解除したい場合

S［ 1　管理栄養士（栄養士）の○○です。今、A さんについてお話ししてもよろしいでしょうか？

B［ 2　A さんの食事は食塩制限 6g 以下の指示ですが、

A［ 3　味つけがうすくて食べられないとおっしゃっています。
今は食事量も少ないですし、
4　食塩制限がなくても食塩摂取量は 6g 以下になります。

R［ 5　いったん、食塩制限はなしで経過をみてはいかがでしょうか？

図3　SBAR を用いた提案例

況や自分の考えを要約して簡潔に伝える技術は、仕事のあらゆる場面で役立ちます。

文章が組み立てられたら、**ゆっくりと落ち着いて話すことを意識してください。**そして声に出す練習をしましょう。論理的に組み立てられた文章をゆっくりと落ち着いた口調で話すと、自信があるように感じられ、説得力も増します。実践をくり返していくと、頭で考えずに自然にできるようになりますから、継続して取り組みましょう。

チームアプローチ

チームアプローチは明確な役割分担で成り立ちます。低栄養状態の改善や生活の質（quality of life；QOL）の向上などは、おおまかな目標として掲げるのは構いませんが、実際の対応としては具体性に欠けます。いつまでに、何を、どうするかを具体的にすることが肝心です。具体的にすることで、他職種は何をすればよいか把握できます。

たとえば脱水の場合は、「経口補水液を使用して 3 日後に脱水の改善を評価します。評価項目は体重、尿量、IN·OUT バランス、味覚の変化、腋窩や口腔内の乾燥、本人の活気です。評価項目の記録を手伝ってくださいますか？」といった声かけによって、他職種も評価できるように協力しようと思います。栄養ケアは管理栄養士・栄養士だけでは行えません。チームアプローチの輪を広げられるかは、あなたの日々の取り組み次第です。患者・利用者、家族、施設の多職種が win-win-win の関係性を築けるように、栄養の架け橋になりましょう。

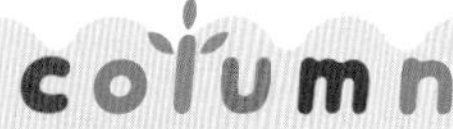

管理栄養士・栄養士のスキルアップコラム

業務改善のコツ

誤配膳や異物混入など好ましくない結果が生じた際には、報告書を作成し、職場内で情報共有することが必須です。報告書と聞けば誰でも「嫌だ」「面倒くさい」と否定的な感情が生まれます。ですから犯人捜しが目的でないこと、報告者を悪者にしないことが重要です。また、報告は確認忘れのひと言で終わらせないようにしましょう。「なぜ確認を忘れたのか？」「時間がなかった？」「確認の方法が曖昧だった？」「急に別の業務が入った？」など、その結果につながった理由があるはずです。業務改善の目的は、個人を悪者にしないしくみづくりにあります。業務のルールがある？ ない？ 業務内容を知っていた？ 知らなかった？ など、ていねいに確認すると原因の本質がみえてきます。筆者の職場も最初は、リスク・インシデント報告書がまったく提出されていませんでしたが、みんなの協力もあり自然に報告書が提出されるようになりました。何気ない報告書が大きな業務改善につながった事例もたくさん経験しています。みんなで報告し合える職場は、誰でも幸せに働ける職場づくりの基盤になります。

第7章

症例でわかる
患者・利用者の不調の原因

1 症例① 食欲不振

基本情報

栄養ケアの問題でよく遭遇する食欲不振の症例です（**図**）。A さんの体重は、60 歳代で 53kg でしたが 3 年前が 48kg、現在が 45kg です。体重経過をみると糖尿病や心疾患によって徐々に食事摂取量や活動量が少なくなったのかもしれませんが、そもそもの指示栄養量が適正であったのか疑問です。体重減少があれば筋肉量も低下している可能性があります。

A さんは「糖尿病があって血圧も高いから、がまんして味をうすくして食べすぎないようにしている。今は食欲がない」と発言しています。看護師からは「発熱があって 3 日前から食事摂取量が少ない。薬はしっかりと飲んでいて、数年間処方には変わりがない」と情報があります。これらの情報から、A さんは疾患を悪化させないように日ごろから食事療法や薬物療法を順守していたと考えられます。また、数年間大きく体調を崩すことなく、処方も変更されていないので病状も安定していたと考えられます。しかし、現病歴に糖尿病、高血圧、心房細動があるため、命にかかわりやすい動脈硬化による血管障害を確認する必要があります。

食欲不振の原因をリストアップします（**表 1**）。管理栄養士・栄養士が基本情報を整理するために必要な項目です。これ以外の項目でリストアップできるものがあれば、積極的にリストアップして他職種とチームアプローチを行う際の協議材料にしましょう。この項目のなかから、栄養、病態（バイタル）、薬の順番にみて、食欲不振の原因を精査します。

食欲不振の原因精査

栄養

A さんの栄養摂取量を**表 2** に示します。食欲不振の原因として、ビタミン B_1 と亜鉛が関係するため、栄養摂取量に追加しました。確認手順は以下のとおりです。

①現在の栄養摂取量を算出します。数字で具体的に示すことで、どの栄養素をどれだけ摂取しているかが明確になります（**表 2-①**）。

②現体重や栄養摂取量の指針を参考に必要栄養量を算出します（**表 2-②**）。

糖尿病があって血圧も高いから、味をうすくして
食べすぎないようにしている。今は食欲がない。
発熱があって３日前から食事摂取量が少ないです。
薬はしっかり飲んでいて処方は数年間変わっていません。
Aさん
看護師

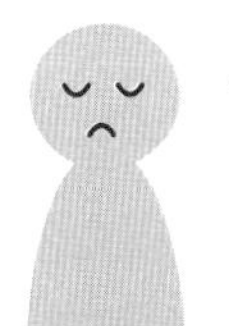

- Ａさん、75 歳、女性。
- **体格**：身長 150cm、体重 45kg、BMI 20kg/m^2。３年前の体重 48kg、60 歳代のときの体重 53kg。
- **現病歴**：糖尿病、高血圧、心房細動。
- **バイタル**：体温 37.5℃（平熱 36.5℃）、血圧 130/70mmHg、脈拍 70 回 / 分、SpO_2 98%、呼吸回数 16 回 / 分。
- **排泄**：排尿３回（600mL）/ 日、排便１回 /2 日。
- **食事指示**：糖尿病食 1,200kcal・食塩制限 6g 以下。
- **摂取量**：600kcal、たんぱく質 25g、糖質 100g、脂質 10g、食塩 3g（ナトリウム 51mEq）、カリウム 1,200mg（30mEq）、水分 700mL（食事 500mL ＋飲水 200mL）、ビタミン B_1 0.5mg、亜鉛 3mg。
- **薬剤**：降圧薬…エナラプリルマレイン酸塩（レニベース® 5mg）、１回１錠、１日１回。糖尿病治療薬…シタグリプチンリン酸塩水和物（ジャヌビア® 50mg）、１回１錠、１日１回。抗血栓薬…アピキサバン（エリキュース® 2.5mg）、１回１錠、１日２回。心不全治療薬…ビソプロロールフマル酸塩（メインテート® 2.5mg）、１回１錠、１日１回。

図　基本情報

表１　食欲不振の原因リスト

分類		項目			
栄養		エネルギー過剰	たんぱく質過剰	糖質過剰	脂質過剰
		エネルギー不足	たんぱく質不足	糖質不足	脂質不足
		ナトリウム過剰	カリウム過剰	水過剰	ビタミン B_1 不足
		ナトリウム不足	カリウム不足	水不足	亜鉛不足
病態	バイタル	体温が高い	血圧が高い	脈拍が速い	SpO_2 が低い
		体温が低い	血圧が低い	脈拍が遅い	呼吸状態の異常
		尿量が多い	便秘	IN が多い	−
		尿量が少ない	下痢	OUT が多い	−
薬		薬が効きすぎている	薬の追加	薬の変更	薬の中止
		副作用	多剤併用（6 種類以上）		−

上記で該当する項目がないかをチェックする。

表2　栄養摂取量の把握

Aさん、身長150cm、体重45kg、BMI 20kg/m²						
栄養	現在 ①	＋ ③	± ③	－ ③	必要栄養量 ②	算出方法
エネルギー	600kcal			○	1,350kcal	現体重×30kcal
たんぱく質	25g			○	45g	現体重×1g
糖質	100g			○	200g	総エネルギーの60%
脂質	10g			○	30g	総エネルギーの20%
ナトリウム	51mEq			○	100mEq	1日の維持量
カリウム	30mEq			○	60mEq	1日の維持量
水	700mL			○	1,350mL～	現体重×30mL～
ビタミンB_1	0.5mg			○	0.9mg	食事摂取基準推奨量
亜鉛	3mg			○	8mg	食事摂取基準推奨量

●すべての栄養摂取量が不足。摂取不良期間が3日間続いており、水と電解質を優先して補正する。
●水と電解質の補正後にほかの栄養素を補正する。

③現在の栄養摂取量と必要栄養量を比較して過剰、適量、不足を判断します（**表2-③**）。

本症例は、現在の栄養摂取量がすべて不足と判断されます。すべての栄養量が足りないのであれば、体の基盤をととのえるために水・電解質補給が優先されます。食べられていない期間がおおむね3日間以内であれば、経口による水・電解質補正が可能です。ただし、これ以上に不足期間が長くなれば静脈栄養による補正が必要となる可能性が高いです。初期対応として失敗しやすい例は、栄養が足りないからといって漠然と栄養補助食品をつけることです。まずは水・電解質の補正をしてからエネルギーを充足すると、栄養補助食品も上手に活用できます。

病態

病態把握として、バイタルに異常がないかを確認します（**表3**）。該当する項目は体温の異常、尿量が少ない、IN･OUTの異常です。栄養摂取量と病態を照らし合わせると、発熱による水・電解質の必要量増大、尿量減少、IN・OUTバランスがOUTに傾いていることがわかります。これらを総括すると脱水が疑われます。脱水の観察ポイントとして、口腔内や腋窩（脇の下）の乾燥の有無が重要です。脱水では血糖値が上昇し、血圧変動も考えられ、循環血液量の不足は心臓のはたらきにも影響します。

糖尿病は高血糖や低血糖の症状も起こりやすいですが、シックデイ（病気になったとき、体

表3　病態の把握

項目	該当	数値	根拠・理由
体温が高い	○	37.5℃	平熱 36.5℃より 1℃上昇、食欲不振の原因になり得る
体温が低い	×	37.5℃	平熱 36.5℃より 1℃上昇、体温が低いとはいえない
血圧が高い	×	130/70mmHg	異常はない、今が高血圧とはいえない
血圧が低い	×	130/70mmHg	異常はない、今が低血圧とはいえない
脈拍が速い	×	70 回 / 分	異常はない
脈拍が遅い	×	70 回 / 分	異常はない
SpO_2 が低い	×	98%	異常はない
呼吸状態の異常	×	16 回 / 分	異常はない
尿量が少ない	○	3 回 / 日（約 600mL）	排尿回数、尿量が少ないため脱水が考えられる
尿量が多い	×	3 回 / 日（約 600mL）	排尿回数、尿量は少ない
便秘	×	1 回 /2 日	2 日に 1 回の排便あり、便秘とはいえない
下痢	×	1 回 /2 日	2 日に 1 回の排便あり、下痢とはいえない
IN の異常	×	IN：経口 700mL ＋代謝水 225mL ＝ 925mL	
OUT の異常	○	OUT：発熱 200mL ＋尿 600mL ＋便 50 ～ 100mL ＋不感蒸泄 675mL ＝ 1,525 ～ 1,575mL IN・OUT バランス：OUT バランス＞ 600 ～ 650mL、脱水が考えられる	

調が悪いとき）では、ふだん良好な血糖管理の利用者でも発熱、食欲不振、嘔吐、下痢などがあることで血糖値が乱れやすくなります。

高血圧は肩こり、めまい、動悸、息切れといった症状の原因になりますが、自覚症状を訴えないことが多いです。高血圧と糖尿病は合併していることが多く、動脈硬化が進行すると心臓、脳、腎臓への障害が出やすくなります。

心房細動は不整脈の一種で、心房が痙攣したように細かく震え、血液をうまく送り出せない状態です。心房細動の怖いところは心房のなかで血液がよどみ、血栓ができることです。この血栓が血液にのって運ばれると、血管を詰まらせて心原性脳塞栓症という重症の脳梗塞になることが多いです。

薬

処方薬を**表 4** に示します。薬の効能・効果、副作用を調べれば、薬が効きすぎていないか、薬の副作用に該当していないかがわかります。薬の追加・変更・中止と多剤併用がないかも薬

表4　薬の把握

No	薬の名称	分類	効能・効果	副作用
1	エナラプリルマレイン酸塩（レニベース®）	降圧薬	本態性高血圧症	咳嗽、めまい
2	シタグリプチンリン酸塩水和物（ジャヌビア®）	糖尿病治療薬	2型糖尿病	低血糖
3	アピキサバン（エリキュース®）	抗血栓薬	塞栓症の発症抑制	出血、肝機能障害
4	ビソプロロールフマル酸塩（メインテート®）	心不全治療薬	頻脈性心房細動	徐脈、倦怠感、ふらつき、めまい

薬の使用状況	該当	根拠・理由
薬の追加	×	数年間、処方薬の変更はない
薬の変更	×	数年間、処方薬の変更はない
薬の中止	×	拒薬はなく、アドヒアランス良好
6種類以上の薬	×	4種類の内服であり6種類以下

の数で確認します。薬を6種類以上服用していると、副作用の出る可能性が高くなります。

本症例は降圧薬と糖尿病治療薬がそれぞれ1種類のみ処方されているため、血圧や血糖値は安定していて、さらに数年間処方の変更がないため、心房細動などの病状も安定していたと推察できます。栄養と薬を関連づけて調べることで、薬による不具合を想定できます。もし、薬の不具合があれば本当に必要な薬を多職種で検討できます。

原因特定と具体的な対応

食欲不振の原因を精査した結果が**表5**です。発熱を契機に食欲不振がひき起こされ、3日前からすべての栄養摂取量が不足しました。ナトリウム51mEq、カリウム30mEq、水分摂取量15mL/kg、発熱による体温上昇、尿3回/日、OUTバランスであり脱水が疑われます。体の基盤は水と電解質です。今、優先する栄養ケアは、**表2**の必要栄養量を参考に、水・電解質を補給することです。

具体的なアプローチとして、経口摂取量を確保するために一時的にエネルギー・食塩制限食を解除する、うどんやみそ汁を提供する、くだものに食塩をふりかけて提供するといった方法が考えられます。モニタリング期間は3～7日間に設定して脱水の改善を評価します。脱水時

表5　食欲不振の原因リスト（原因の特定）

分類		項目			
栄養		エネルギー過剰	たんぱく質過剰	糖質過剰	脂質過剰
		エネルギー不足	たんぱく質不足	糖質不足	脂質不足
		ナトリウム過剰	カリウム過剰	水過剰	ビタミン B_1 不足
		ナトリウム不足	カリウム不足	水不足	亜鉛不足
病態	バイタル	体温が高い	血圧が高い	脈拍が速い	SpO_2 が低い
		体温が低い	血圧が低い	脈拍が遅い	呼吸状態の異常
		尿量が多い	便秘	IN が多い	−
		尿量が少ない	下痢	OUT が多い	−
薬		薬が効きすぎている	薬の追加	薬の変更	薬の中止
		副作用	多剤併用（6種類以上）		−

●発熱による食欲不振を契機とした水・電解質不足による脱水が疑われる。

は味覚が変化しやすく、濃い味や塩からい味を食べたくなりますが、改善されるとうす味でもおいしいと感じます。病態の評価では尿量が確保され、IN・OUT バランスもととのい、腋窩や口腔内の乾燥も改善が確認されます。重大な疾患がなければ、発熱はいずれ治まり食欲不振は改善されます。

水・電解質をととのえるのは、低下した栄養状態をこれ以上悪化させないように、栄養をとるための準備をしているというイメージをするとよいでしょう。食欲が戻ってきたタイミングでエネルギーやたんぱく質といった栄養素を補正し、今までの食事摂取量が確保されたら再びエネルギー・食塩制限食に戻します。ただし、発熱が改善されず食欲不振が長引く場合には、栄養補給法や薬の変更が必要となります。

エネルギー・食塩制限食の考え方

管理栄養士・栄養士は栄養を具体的な数字に落とし込むプロですが、机上の計算に偏りやすいです。栄養ケアは数字を合わせているだけではうまくいきません。1,200kcal・食塩制限 6g の食事（半量では単純計算で 600kcal・食塩 3g）と、通常の味つけをした食事を半量摂取して 600kcal・食塩 6g で食べている人の印象はまったく異なります。食べていない場合の食塩制限は意味がありません。食べた量が食塩制限内にあるかを前提に栄養をととのえましょう。

現場で求められる管理栄養士・栄養士は、食べられていないのに食塩制限が必要かどうかや、数年間の体重減少をみてエネルギー制限によって虚弱にしていないかを考えられる人です。指示食種の糖尿病食 1,200kcal・食塩 6g 以下が本当に妥当なのか、栄養状態の視点で提案しましょう。

管理栄養士・栄養士のお悩み解決 Q&A

Q 話がまとまらなくて、人にうまく伝えられません。どのようにしたら上手に話せますか？

A 今となっては信じてもらえませんが、筆者も人前で話すことが大の苦手でした。あがり症の典型で手足が震えて、息継ぎを忘れてしまい、息苦しくなって話ができなくなってしまうことが多々ありました。ですから、人前で上手に話せないという悩みは、とてもよく理解できます。でも、安心してください。練習をすれば誰でも人前で上手に話せるようになります。ここで、実際に私が行った練習法を紹介します。

まずは、自分の発言を録音して聞いてみましょう。「私ってこんな話し方なの……」と、自分の声や話し方に違和感を覚えますが、自分の声を聞いて、話し方を分析したことがある人は少ないはずです。次に録音した内容を文章に起こして、読み上げます。テープ起こしと呼ばれる手法で、自分の発言を客観的に理解するために行います。あなたの発言を客観的に理解することで、具体的な修正点がわかります。確認するポイントは、余分な言葉、癖、速度、声の大きさです。

次に相手に伝わる話し方を説明します。ポイントは、事実となる情報だけを伝えることです。感情が入ると余分な言葉が増えて何を伝えたいのかわからなくなります。早く終わりたいという気持ちが強いと早口になります。改善するには、自分が思っているよりも「ゆっくり」を意識しましょう。ゆっくりと大きな声、ゆっくりとした動作をするだけで、堂々としてみえますし、説得力も増します。たったこれだけでも、格段に話したいことが伝わります。患者・利用者との会話、会議、そのほかのさまざまな場面で活用してください。

2 症例 ②嚥下機能低下

基本情報

嚥下機能低下に伴う食形態の相談を受けた症例です（**図**）。Bさんは身長143cm、体重33kgと小柄な女性です。小柄で痩せていることから、もともと栄養摂取量の過剰はなく、筋肉量が少ないため栄養の貯蓄も少ないと考えられます。このような場合は、体調不良が起こった場合に体への蓄えがないため二次的な体調不良を起こしやすいです。Bさんは、骨粗鬆症によって骨が脆（もろ）くなり大腿骨近位部骨折を受傷しました。

大腿骨近位部骨折は足のつけ根・股関節の骨折です。高齢者では頻度が高い骨折で、体重・筋肉量の低下に伴い、転倒やベッドからの滑落によって起こります。骨折による痛みは持続しやすく、日常生活にも支障が生じます。活動量が減少し寝たきりになることも珍しくありません。

嚥下障害と聞いて漠然と食形態を変える対応は、栄養ケアが成功しない典型的な例です。年齢、性別、体格、食事摂取状況などから、これまでの生活を想像して栄養ケアの問題点を整理していきましょう。そして、嚥下機能を低化させている原因を**表1**を参考に探ってみましょう。

嚥下機能低下の原因精査

栄養

栄養摂取量の把握を**表2**に示します。現在の栄養摂取量と必要栄養量を比較すると、エネルギーと脂質以外は大きな問題がないようにみえます。栄養量は体格に見合った量を設定することが大切です。とくにBさんのように体格が小柄な場合には、水や電解質は維持量でも少なめに設定することが多いです。今回の場合はナトリウム100mEq（食塩6g程度）、カリウム40mEq（1,500mg程度）に設定しました。この理由は、体格が小さな高齢者は骨格筋に乏しく、栄養の代謝異常を起こしやすいからです。水や電解質の過不足が顕著に現れるため、少なめに設定してこまめにモニタリングします。

情報整理のポイントは、「『日本摂食嚥下リハビリテーション学会嚥下調整食分類2021』の

Bさん

足が痛くて痛み止めをもらった。お腹の調子が悪い。
お茶は飲んでいるけれど、体もだるいし飲み込みづらい。
最近、飲み込みが悪くて、食形態を落としたけれど誤嚥しそう。足が痛いと話すので痛み止めが出て、胃が荒れないように胃薬も追加になりました。その1週間後くらいから下痢になって、整腸薬を使っても改善しません。薬はしっかり飲んでいます。

介護職員

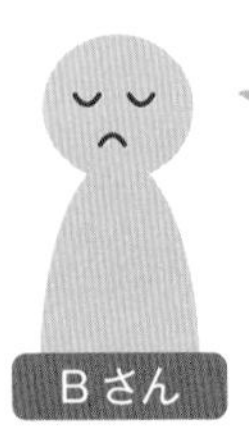

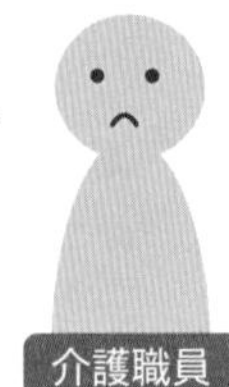

- Bさん、87歳、女性。
- **体格**：身長143cm、体重33kg、BMI 16kg/m^2。
- **現病歴**：骨粗鬆症、貧血。
- **既往歴**：大腿骨近位部骨折、胃潰瘍。
- **バイタル**：体温36.5℃、血圧120/80mmHg、脈拍65回/分、呼吸回数16回/分、SpO_2 98%。
- **排泄**：排尿6回/日、排便4回（泥状便）/日。
- **食事**：嚥下調整食コード4からコード3に変更。
- **摂取量**：800kcal、たんぱく質33g、糖質133g、脂質15g、ナトリウム120mEq、カリウム40mEq、水分1,300mL（食事700mL＋飲水600mL）、ビタミンB_1 1mg。
- **薬剤**：骨粗鬆症治療薬…ラロキシフェン塩酸塩（エビスタ®錠60mg）、1回1錠、1日1回。活性型ビタミンD_3製剤…アルファカルシドールカプセル0.5μg、1回1カプセル、1日1回。鉄剤…クエン酸第一鉄ナトリウム（フェロミア®錠50mg）、1回2錠、1日1回。非ステロイド抗炎症薬（NSAIDs）…ロキソプロフェンナトリウム水和物（ロキソニン®錠60mg）、1回1錠、1日1回。プロトンポンプ阻害薬（PPI）…ランソプラゾールOD錠30mg、1回1錠、1日1回。整腸薬…酪酸菌（ミヤBM®錠）、1回1錠、1日3回。

図　基本情報

コード4からコード3に食形態を変更したにもかかわらず、誤嚥の心配があるのは食形態が合っていないからなのか？」ということです。栄養量の過不足や病態、薬が嚥下機能に影響していないかを順に精査していき、モニタリングに合わせて栄養プランを作成していきます。

病態

病態を**表3**に示します。該当する項目は下痢とOUTの異常です。栄養摂取量と病態を照らし合わせるとOUTバランスに傾いていることがわかります。下痢は体力を奪うだけでなく、水・電解質を喪失します。下痢1回でナトリウム5～10mEq、カリウム2～4mEq、水100mLが喪失[1)]するので、それを加味した栄養量の設定が必要になります。塩化ナトリウム（NaCl）の不足は倦怠感を伴いますし、カリウムの不足は骨格筋の脱力感、筋力減退、筋萎縮や腱反射の低下が認められ、神経や筋肉がうまくはたらきません。結果として体をうまく動かせない状態になり、瞬間的に力を入れたりするような嚥下機能低下をまねくこともあります（**30ページ**

表1　嚥下機能低下の原因リスト

分類		項目			
栄養		エネルギー過剰	たんぱく質過剰	糖質過剰	脂質過剰
		エネルギー不足	たんぱく質不足	糖質不足	脂質不足
		ナトリウム過剰	カリウム過剰	水過剰	ー
		ナトリウム不足	カリウム不足	水不足	ー
病態	バイタル	体温が高い	血圧が高い	脈拍が速い	SpO_2 が低い
		体温が低い	血圧が低い	脈拍が遅い	呼吸状態の異常
		尿量が多い	便秘	IN が多い	ー
		尿量が少ない	下痢	OUT が多い	ー
薬		薬が効きすぎている	薬の追加	薬の変更	薬の中止
		副作用	多剤併用（6種類以上）		ー

上記で該当する項目がないかをチェックする。

表2　栄養摂取量の把握

Bさん、身長143cm、体重33kg、BMI 16kg/m^2						
栄養	現在	＋	±	−	必要栄養量	算出方法
エネルギー	800kcal			○	1,000kcal ～	現体重×30kcal
たんぱく質	33g		○		33g ～	現体重×1g
糖質	133g		○		125g	総エネルギーの60%
脂質	15g			○	22g ～	総エネルギーの20%
ナトリウム	120mEq		○		100mEq	1日の維持量
カリウム	40mEq		○		40mEq	1日の維持量
水	1,300mL		○		1,000mL ～	現体重×30mL ～

●栄養摂取量を確認すると、エネルギーと脂質の不足が疑われる。

参照）。では、下痢を誘発している原因は何でしょうか？

薬

薬の使用状況を整理します（**表4**）。骨粗鬆症の治療で骨粗鬆症治療薬のラロキシフェン塩酸塩（エビスタ®錠）と活性型ビタミンD_3製剤のアルファカルシドールカプセルが処方されてい

表3　病態の把握

項目	該当	数値	根拠・理由
体温が高い	×	36.5℃	異常はない
体温が低い	×	37.5℃	異常はない
血圧が高い	×	120/80mmHg	異常はない、今が高血圧とはいえない
血圧が低い	×	120/80mmHg	異常はない、今が低血圧とはいえない
脈拍が速い	×	65 回 / 分	異常はない
脈拍が遅い	×	65 回 / 分	異常はない
SpO_2 が低い	×	98%	異常はない
呼吸状態の異常	×	16 回 / 分	異常はない
尿量が少ない	×	6 回 / 日（約 1,200mL）	1 日に 6 回の尿回数は少ないとはいえない
尿量が多い	×	6 回 / 日（約 1,200mL）	1 日に 6 回の尿回数が多いとはいえない
便秘	×	4 回 / 日（泥状便）	1 日に 4 回の泥状便、便秘とはいえない
下痢	○	4 回 / 日（泥状便）	1 日に 4 回の泥状便がある
IN の異常	×	IN：経口 1,300mL ＋代謝水 165mL ＝ 1,465mL	
OUT の異常	○	OUT：尿 1,200mL ＋便 400mL ＋不感蒸泄 495mL ＝ 2,095mL IN・OUT バランス：OUT バランス＞630mL	

ます。もともと貧血気味であることから鉄剤のクエン酸第一鉄ナトリウム（フェロミア®錠）が処方されています。大腿骨近位部骨折後の痛みをやわらげるために処方された非ステロイド抗炎症薬（NSAIDs）のロキソプロフェンナトリウム水和物（ロキソニン®錠）は炎症を抑える薬で、疼痛緩和といって痛みを抑えるためによく処方されますが、副作用に留意しなければなりません。副作用としては、消化性潰瘍や腎機能障害がとくに有名です。また、食事が食べられず、下痢や嘔吐などによって脱水が心配される場合に使用すると、腎機能悪化を加速させるので注意が必要です。

消化性潰瘍予防目的でプロトンポンプ阻害薬（PPI）のランソプラゾール OD 錠が処方されましたが、下痢が出現し、整腸薬の酪酸菌（ミヤ BM®錠）を内服しているにもかかわらず、下痢が改善しません。薬は正しく飲んでいますが、6 種類以上の薬が処方されていますので、副作用がないかを確認します。薬の副作用で下痢が考えられるものにロキソニン®錠とランソプラゾール OD 錠があります。これらは薬剤性の下痢を誘発しやすいことで有名です。

表4　薬の把握

No	薬の名称	分類	効能・効果	副作用
1	ラロキシフェン塩酸塩（エビスタ®錠）	骨粗鬆症治療薬	骨粗鬆症	肝機能障害、ヘモグロビン減少
2	アルファカルシドールカプセル	活性型ビタミン D_3 製剤	骨粗鬆症	高カルシウム血症
3	クエン酸第一鉄ナトリウム（フェロミア®錠）	鉄剤	鉄欠乏性貧血	悪心、嘔吐、食欲不振、便秘
4	ロキソプロフェンナトリウム水和物（ロキソニン®錠）	非ステロイド抗炎症薬（NSAIDs）	鎮痛・抗炎症・解熱	胃部不快感、腎機能障害、下痢
5	ランソプラゾール OD 錠	プロトンポンプ阻害薬（PPI）	胃潰瘍・十二指腸潰瘍	下痢
6	酪酸菌（ミヤ BM®錠）	整腸薬	腸内細菌叢異常の改善	なし

薬の使用状況	該当	根拠・理由
薬の追加	○	骨折後の痛みがあり疼痛緩和の目的でロキソニン®錠、それに伴い消化性潰瘍予防目的でランソプラゾール OD 錠、その後に下痢がありミヤ BM®錠が追加
薬の変更	×	薬の変更はない
薬の中止	×	拒薬はなく、アドヒアランス良好
6種類以上の薬	○	6種類以上あり

原因特定と具体的な対応

栄養、病態、薬と原因をみた結果、下痢による水・電解質の喪失による嚥下機能低下が疑われます。下痢による水・電解質喪失を加味した栄養量を**表5**に示します。

栄養ケアとしてまず行うことは、嚥下機能低下による窒息や誤嚥を防ぐことです。一時的に安全性を確保するという点で食形態を変更し、倦怠感の原因である水・電解質喪失を補正します。Bさんはお茶を積極的に飲んでいましたが、お茶には下痢による電解質喪失を補うほどの電解質は含まれていません。水分、塩化ナトリウム（NaCl）、カリウムを補うため、経口補水液や100%野菜ジュースに食塩を加えた「飲む点滴」を選択します。モニタリングは3日程度を目安にIN·OUT、便回数と便性状を確認します。そして、倦怠感の訴えの改善とともに嚥下機能の改善がみられるかを確認します。

しかし、これだけでは不十分で、下痢の根本的な原因を解決しなければBさんの体調は回復

表5　栄養摂取量の最終決定

Bさん、身長143cm、体重33kg、BMI $16kg/m^2$						
栄養	現在	＋	±	−	必要栄養量	算出方法
エネルギー	800kcal			○	1,000kcal～	現体重×30kcal
たんぱく質	33g		○		33g～	現体重×1g
脂質	15g			○	22g～	総エネルギーの20%
糖質	133g		○		125g	総エネルギーの60%
ナトリウム	120mEq			○	120～160mEq	1日の維持量＋喪失分
カリウム	40mEq			○	48～56mEq	1日の維持量＋喪失分
水	1,300mL			○	1,700mL～	現体重×30mL～喪失分

●下痢便1回の喪失量＝ナトリウム5～10mEq、カリウム2～4mEq、水100mL。
●下痢便4回/日の喪失分を追加＝ナトリウム20～40mEq、カリウム8～16mEq、水400mL。

表6　嚥下機能低下の原因リスト（原因の特定）

分類		項目			
栄養		エネルギー過剰	たんぱく質過剰	糖質過剰	脂質過剰
		エネルギー不足	たんぱく質不足	糖質不足	脂質不足
		ナトリウム過剰	カリウム過剰	水過剰	−
		ナトリウム不足	カリウム不足	水不足	−
病態	バイタル	体温が高い	血圧が高い	脈拍が速い	SpO_2が低い
		体温が低い	血圧が低い	脈拍が遅い	呼吸状態の異常
		尿量が多い	便秘	INが多い	−
		尿量が少ない	下痢	OUTが多い	−
薬		薬が効きすぎている	薬の追加	薬の変更	薬の中止
		副作用	多剤併用（6種類以上）		−

●ロキソニン®錠、ランソプラゾールOD錠の内服後に下痢が出現、ミヤBM®錠を開始後も下痢の改善がみられないことから、薬物の相互作用が予測される。

しません。下痢の原因として薬の副作用が疑われる（**表6**）ので、他職種と検討して薬の変更や一時中止などを主治医に相談しましょう。栄養管理計画としては、下痢の改善がみられたらエネルギーやたんぱく質といった栄養量の充足、併せて食形態アップを検討しましょう。

引用・参考文献

1）山川満．"輸液管理の基礎：水・電解質出納"．輸液・栄養リファレンスブック．小野寺時夫編．東京．メディカルトリビューン，2003，11.

管理栄養士・栄養士のお悩み解決Q&A

Q 嚥下調整食提供の注意点はありますか？

A 嚥下調整食は、誰がみても客観的な基準に基づいて作製され、提供されることが前提です。そのうえで、大切なことは実際に提供された食事がどのように患者・利用者が食べているかを確認することです。筆者のおすすめは、実際にスタッフ間で食事介助の練習を行うことです。管理栄養士・栄養士で、食事介助を行ったことがある人は少ないと思いますが、食事介助をすることで食事内容はもちろん、食具、環境などから総合的な課題がわかります。また、あなた自身も食事介助をされると患者・利用者の気持ちがよく理解できるようになります。いつも食べている食事でも味が違うと感じたり、1食分を食事介助で食べると疲労感を自覚できるはずです。そのため、食事介助者が変われば患者・利用者の摂取量が変わることも珍しくありません。食事介助のポイントは、①喫食時間：準備から喫食終了までの時間は何分か？ 喫食場所への移動や準備が早すぎて食事開始前に体力を使い切っているケースは注意が必要です。②食べ方：姿勢、食事動作、利き手を意識しているか？ しっかりと座れているか、ギャッチアップなどで体がずり下がっていないかを確認します。食事動作（スプーンや箸の取り扱い）は、利き手側から口に運びます。喫食者が食事を目視できるように正面下側から口に介助します。③喫食者の表情：摂取量以外に、苦痛の表情がないかを確認します。看護師・介護職員がどのように食事介助を行い、喫食者がどのような顔で食事を食べているかを自分の目で確認しましょう。

3 症例③ 嘔気・嘔吐

基本情報

嘔気・嘔吐で相談を受けた症例です（**図 1**）。C さんは、身長 155cm、体重 45kg の女性です。「お腹が張って気持ち悪い。食べるのがつらい」と訴えがありました。食後に嘔吐があり、看護師から相談がありました。C さんの現病歴に便秘症、貧血とあり、看護師や介護職員は、日ごろの排便管理に苦労しているようです。便秘に対して「食物繊維を出してはどうか」と提案がありました。一般的に便秘では食物繊維のイメージがありますが、若年者と高齢者では対応が異なる点もあります。便秘に食物繊維という漠然とした対応では、栄養ケアが成功しないことも多いです。では、本症例の場合、嘔気・嘔吐の原因が何か（**表 1**）を参考に、どのようにすればよいのかを栄養摂取量から順番にみていきましょう。

嘔気・嘔吐の原因精査

栄養

嘔気・嘔吐をひき起こす原因としては、エネルギー、たんぱく質、糖質、脂質の過剰によって、胃の消化速度が追いつかないことが考えられます。水の過剰があれば胃の貯留量を超えて逆流します。水と電解質のバランスが崩れることでも体が異常を感じ、嘔気・嘔吐を生じます。

では、実際の栄養摂取量はどのようになっているかを確認しましょう（**表 2**）。現在の栄養摂取量と必要栄養量を比較すると、エネルギー、糖質、脂質、水、食物繊維が不足です。エネルギー量は基礎代謝程度を確保していますが、長期的には 30kcal/kg 以上を確保できることが必要です。たんぱく質は 1g/kg を摂取していますが、エネルギーの不足を補うため、たんぱく質がエネルギー源に使われてしまいます。エネルギーが不足する原因は糖質と脂質の不足です。糖質や脂質が不足する原因は、お腹が張って気持ち悪いからだと考えられます。水や電解質の設定量は、心不全や腎不全、脱水や溢水補正などを考慮しなければ、ナトリウムは 100mEq（食塩 6g 程度）、カリウムは 40mEq（1,500mg 程度）の維持量で開始します。ただし、その後のモニタリングで食事摂取量に併せて水・電解質を調整することを忘れないでください。本

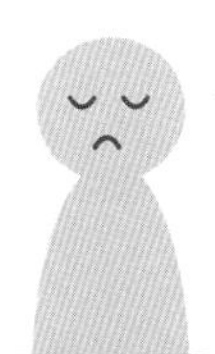

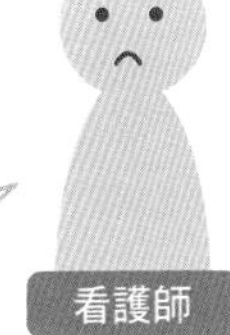

- Cさん、80歳、女性。
- **体格**：身長155cm、体重45kg。
- **現病歴**：便秘症、貧血。
- **既往歴**：胃潰瘍。
- **バイタル**：体温36.2℃、血圧125/80mmHg、脈拍66回/分、呼吸回数17回/分、SpO_2 99%。
- **排泄**：排尿6回/日、排便1回/週。
- **食事**：全粥食＋栄養補助食品（濃厚流動食）。
- **摂取量**：900kcal、たんぱく質35g、糖質157g、脂質14g、ナトリウム100mEq、カリウム40mEq、水分1,000mL（食事700mL＋飲水300mL）、食物繊維8g。
- **薬剤**：クエン酸第一鉄ナトリウム（50mg）1回1錠、1日2回。ファモチジン口腔内崩壊錠（10mg）1回1錠、1日2回。センノシド（12mg）1回1錠、1日3回。

図　基本情報

表1　嘔気・嘔吐の原因リスト

分類		項目			
栄養		エネルギー過剰	たんぱく質過剰	糖質過剰	脂質過剰
		エネルギー不足	たんぱく質不足	糖質不足	脂質不足
		ナトリウム過剰	カリウム過剰	水過剰	食物繊維過剰
		ナトリウム不足	カリウム不足	水不足	食物繊維不足
病態	バイタル	体温が高い	血圧が高い	脈拍が速い	SpO_2 が低い
		体温が低い	血圧が低い	脈拍が遅い	呼吸状態の異常
		尿量が多い	便秘	INが多い	ー
		尿量が少ない	下痢	OUTが多い	ー
薬		薬が効きすぎている	薬の追加	薬の変更	薬の中止
		副作用	多剤併用（6種類以上）		ー

上記で該当する項目がないかをチェックする。

表2　栄養摂取量の把握

Cさん、身長155cm、体重45kg、BMI 18.7kg/m²						
栄養	現在	＋	±	－	必要栄養量	算出方法
エネルギー	900kcal			○	1,350kcal～	現体重×30kcal
たんぱく質	35g		○		35g～	現体重×1g
糖質	157g			○	202g	総エネルギーの60%
脂質	14g			○	30g～	総エネルギーの20%
ナトリウム	100mEq		○		100mEq～	1日の維持量
カリウム	40mEq		○		40mEq～	1日の維持量
水	1,000mL			○	1,350mL～	現体重×30mL～
食物繊維	8g			○	17g以上	食事摂取基準目標量

●栄養摂取量は、エネルギー、糖質、脂質、水、食物繊維の不足が疑われる。

症例の栄養摂取量は、栄養補助食品を含んでいることがポイントです。看護師や他職種からの「栄養補助食品を追加してほしい」という依頼を聞いているだけでは、課題を解決できません。栄養補助食品を漫然と追加することで、食事摂取量の低下につながるケースも珍しくありません。栄養補助食品がなぜ必要なのかを考えましょう。

病態

病態を**表3**に示します。バイタルサインでは、体温、血圧、脈拍、呼吸状態などの変動も嘔気・嘔吐の原因になります。尿量や下痢は、栄養摂取量の水・電解質のバランスと関係します。本症例で該当する項目は便秘とOUTの異常です。便秘は、本来体外に排出すべき糞便を十分量かつ快適に排出できない状態[1)]と定義されています。便秘が嘔気・嘔吐の原因であるケースは日常的によくみられます。生物は、食べたものが消化吸収され、便として排泄されるように、消化管が正常に機能しています。便秘は、腸のなかで便が長い間とどまり、排泄されるべき出口を塞いでしまいます。入口から食物が入っても、出口から便が出なければ、腸が詰まります。この状態を腸閉塞と呼びます。なお、腸閉塞とイレウスは混同されやすいですが、腸閉塞とは「腸管内腔が閉塞する状態」のことをいい、イレウスとは「腸管麻痺によって腸管蠕動が低下する状態」のことです。

便が出ない状態を体が異常と感じて、これ以上、食物を受けつけないようにお腹が張り、食欲不振や嘔気として症状が現れます。それでも症状の改善がなければ、出口から入口へと逆流

表3　病態の把握

項目	該当	数値	根拠・理由
体温が高い	×	36.2℃	異常はない
体温が低い	×	36.2℃	異常はない
血圧が高い	×	125/80mmHg	異常はない、今が高血圧とはいえない
血圧が低い	×	125/80mmHg	異常はない、今が低血圧とはいえない
脈拍が速い	×	66回/分	異常はない
脈拍が遅い	×	66回/分	異常はない
SpO_2が低い	×	99%	異常はない
呼吸状態の異常	×	17回/分	異常はない
尿量が少ない	×	6回/日（約1,200mL）	1日に6回の尿回数、少ないとはいえない
尿量が多い	×	6回/日（約1,200mL）	1日に6回の尿回数、多いとはいえない
便秘	○	1回/週	1週間に1回の排便あり、便秘といえる
下痢	×	1回/週	1週間に1回の排便あり、下痢とはいえない
INの異常	×	IN：経口1,000mL＋代謝水225mL＝1,225mL	
OUTの異常	○	OUT：尿1,200mL＋便0～100mL＋不感蒸泄675mL＝1,875～1,975mL IN・OUTバランス：OUTバランス＞650～750mL	

して嘔吐します。こういった場合では、まずは適切な薬剤や処置によって排便を促します。消化管をすっきりと使用できる状態にしなければ、栄養摂取量の改善は見込めません。高齢者は毎日の排便が望ましいのですが、消化管を使用するなら週2～3回の排便を確保しておきましょう。また、OUTバランスになっているのは経口摂取量の不足が原因です。OUTの便排泄の水分量は、1週間に一度の排便のため0～100mLとしましたが、おおむねの設定で構いません。では、便が出ない原因は何でしょうか？

薬

薬の使用状況を整理します（**表4**）。クエン酸第一鉄ナトリウム（経口用鉄剤）、ファモチジン口腔内崩壊錠（消化性潰瘍治療薬）、センノシド（緩下薬）が処方されています。緩下薬が処方されているのに便秘が改善されないのはなぜでしょうか？

鉄欠乏性貧血では、経口用鉄剤がよく処方されます。しかし、医薬品の経口用鉄剤は非ヘム鉄で吸収率が低く、副作用で胃腸障害や便通異常が生じやすいです。経口用鉄剤の副作用が疑

表4　薬の把握

No	薬の名称	分類	効能・効果	副作用
1	クエン酸第一鉄ナトリウム錠 50mg	経口用鉄剤	鉄欠乏性貧血	悪心、嘔吐、食欲不振、胸やけ、便秘
2	ファモチジン口腔内崩壊錠 10mg	消化性潰瘍治療薬	胃潰瘍、十二指腸潰瘍	発疹、皮疹、顔面浮腫
3	センノシド錠 12mg	緩下薬	便秘症	下痢、腹痛、脱水

薬の使用状況	該当	根拠・理由
薬の追加	×	薬の追加はない
薬の変更	×	薬の変更はない
薬の中止	×	拒薬はなく、アドヒアランス良好
6種類以上の薬	×	6種類以上の使用はない

わしいときには、種類の変更や胃腸を保護する薬が処方されます。本症例では胃潰瘍の既往もあり、胃腸障害を防止するためにファモチジン口腔内崩壊錠が処方されています。具体的なアプローチを行う場合は、複数の変更を一度に実施すると何が原因かわからなくなります。まずは、便秘になることが多い経口用鉄剤から見直すとよいでしょう。

便秘では適正な食事や運動、腹部マッサージなど、生活習慣の改善が有効とされていますが、最終的には薬物療法が行われることが多いです。薬物療法は、一般的に酸化マグネシウムなどの腸の内容物をやわらかくして増大させる浸透圧性下剤を第一選択とします。浸透圧性下剤は、腸管内の浸透圧を高めることにより腸管内腔への水分移行を促進し、排便回数を増加させます[2)]。それでも効果が認められない場合は、短期的な使用を原則にプルゼニド®やアローゼン®などの刺激性下剤を追加します。

刺激性下剤は、腸内細菌や消化管内の酵素により加水分解されることで活性体となり、大腸の筋層間神経叢に作用して、大腸収縮を促進し、腸管からの水分吸収を抑制して緩下作用を発揮します[3)]。現在使用されている刺激性下剤は、おもに大腸を刺激するものです。刺激性下剤は長期の使用で薬剤耐性が出現し、効果の減弱、習慣性や精神的依存、便意の消失などが問題となるため、毎日の連用は注意が必要です。実際に、刺激性下剤だけが漫然と処方されるケースを多くみかけます。便秘に用いる薬剤は種類も多いですが、施設で採用されている浸透圧性下剤と刺激性下剤（**表5**）を把握し、その後にほかの薬にどういったものがあるかを理解する

表5　慢性便秘症のおもな治療薬（文献2を参考に作成）

種類		薬剤名	特徴
浸透圧性下剤	塩類下剤	・酸化マグネシウム（マグミット®） ・クエン酸マグネシウム（マグコロール®P） ・水酸化マグネシウム（ミルマグ®）	難吸収性の無機塩で腸内にとどまり、浸透圧により腸管内に水分を移行させる。腸管内容を軟化、増大させ排便促進。大量の水分と服用すると効果的。
浸透圧性下剤	糖類下剤	・ラクツロース（モニラック®、ラグノス®NF経口ゼリー） ・ラクチトール水和物（ポルトラック®） ・D-ソルビトール	消化管粘膜に二糖類を分解する酵素が存在しないため、経口投与されたラクツロースやラクチトールが消化吸収されることなく、下部消化管に到達。腸管でほとんど吸収されないため、浸透圧作用により下剤効果を発揮。
浸透圧性下剤	ポリエチレングリコール製剤	・マクロゴール4000（モビコール®配合内用薬）	浸透圧効果で腸管内の水分量を増加・保持し、便中水分量が増加。便が軟化し便容積が増大することで大腸の蠕動運動が活発化し、排便が促される。
浸透圧性下剤	浸潤性下剤	・ジオクチルソジウムスルホサクシネート（ビーマス®配合錠）	界面活性剤の界面活性作用により便の表面張力を低下。便中への水分浸透を容易にして便の軟化、膨潤をもたらす。
刺激性下剤	アントラキノン系誘導体	・センノシド（プルゼニド®） ・センナ（ヨーデル®S、アローゼン®） ・アロエ	センナ、アロエなど生薬類に含まれる。小腸より吸収されて血行性に、または直接大腸粘膜を刺激する。
刺激性下剤	ジフェニール系誘導体	・ビサコジル（コーラック®） ・ピコスルファートナトリウム水和物（ラキソベロン®）	液体のため薬の量が調節しやすく、作用の強さを加減しやすいことや耐性や習慣性を生じることが少ないことが利点。
刺激性下剤	小腸刺激性下剤	・ヒマシ油	大腸カプセル内視鏡検査の前処置で用いられることがあるが、独特なにおいのため飲みにくく、現在はほとんど使用なし。
膨張性下剤		・カルボキシメチルセルロース（バルコーゼ®） ・ポリカルボフィルカルシウム（コロネル®、ポリフル®）	多糖類やセルロース誘導体であり、消化管内で吸収されず水分を吸着して膨張することによって便量を増やし、便を軟化させ、排便を助ける。
上皮機能変容薬		・ルビプロストン（アミティーザ®） ・リナクロチド（リンゼス®）	小腸で腸液の分泌を促進させ、排便を促す。腎機能低下でも使用可能。
消化管運動賦活薬		・モサプリド（ガスモチン®）	消化管の内容物を生理的状況に近い状態で移送する。
胆汁酸トランスポーター阻害薬		・エロビキシバット（グーフィス®）	胆汁酸の再吸収を抑制することで、大腸管腔内に流入する胆汁酸の量を増加させる。胆汁酸は大腸管腔内に水分および電解質を分泌させるとともに消化管運動を亢進する。
漢方薬		・大黄甘草湯（ダイオウカンゾウトウ） ・麻子仁丸（マシニンガン） ・大建中湯（ダイケンチュウトウ）	漢方薬はフレイルの高齢者に比較的安全に投与できると考えられるが、薬剤アドヒアランスの問題や多剤処方例での生薬の重複による副作用発現には注意。大黄甘草湯：大腸刺激性。麻子仁丸：便軟化。大建中湯：消化管運動促進、血流増加。
坐薬		・ビサコジル（テレミンソフト®坐薬） ・炭酸水素ナトリウム・無水リン酸二水素ナトリウム配合（新レシカルボン®坐薬）	直腸を局所的に刺激して排便反射を誘発する。即効性があり、便意を改善する可能性も示唆。
浣腸		・グリセリン浣腸 ・微温湯浣腸 ・石鹸浣腸	浣腸は経肛門的に浣腸液（おもにグリセリン）などを注入することにより排使を促す。グリセリン浣腸：立位による浣腸処置は直腸穿孔の危険性に注意、ストッパーが直腸内に入り込まないよう目視で行う。グリセリンの吸収による溶血・腎不全のおそれがあり注意。

●そのほか：摘便…直腸下部に貯留した便を自力で排出できない場合、徒手的に便を排出する。

表6　嘔気・嘔吐の原因リスト（原因の特定）

分類		項目			
栄養		エネルギー過剰	たんぱく質過剰	糖質過剰	脂質過剰
		エネルギー不足	たんぱく質不足	糖質不足	脂質不足
		ナトリウム過剰	カリウム過剰	水過剰	食物繊維過剰
		ナトリウム不足	カリウム不足	水不足	食物繊維不足
病態	バイタル	体温が高い	血圧が高い	脈拍が速い	SpO_2 が低い
		体温が低い	血圧が低い	脈拍が遅い	呼吸状態の異常
		尿量が多い	便秘	IN が多い	—
		尿量が少ない	下痢	OUT が多い	—
薬		薬が効きすぎている	薬の追加	薬の変更	薬の中止
		副作用	多剤併用（6種類以上）		—

●便秘による嘔気・嘔吐を契機とした経口摂取量不足が疑われる。

とよいでしょう。

本症例は、薬が3種類なので多剤併用の可能性は低いですが、薬を効果的に使用するためには検討が必要です。たとえば、酸化マグネシウムなどの浸透圧性下剤を追加することも一つの方法です。ただし、いくら薬を使用しても便の材料となる食事量の不足、便を出しやすくするための脂質、水、食物繊維などが摂取できなければ、排便にはつながりません。

原因の特定と具体的な対応

栄養、病態、薬と原因をみた結果を**表6**に示します。原因リストにチェックを入れると、水、食物繊維不足と経口用鉄剤による副作用が関係していることがわかります。これらのことから、便秘による嘔気・嘔吐を契機とした経口摂取量不足が疑われます。

まず行うことは、医師や看護師に相談して腸管にとどまっている便を排出することです。急な排便は、血圧低下や水、塩化ナトリウム（食塩）、カリウムの喪失につながります。薬の調整、浣腸や摘便といった対応に併せて、排便量に見合った水、食塩、カリウムを補給します。その後、**表2**の必要栄養量をもとに食事量を段階的に増やします。定期的な排便を促すには、食事量の確保、牛乳・乳製品の使用、香辛料やくだものを提供するとよいでしょう。食物繊維を確保するために野菜や海藻を一度に大量に摂取すると、基本的な栄養量が確保できないばか

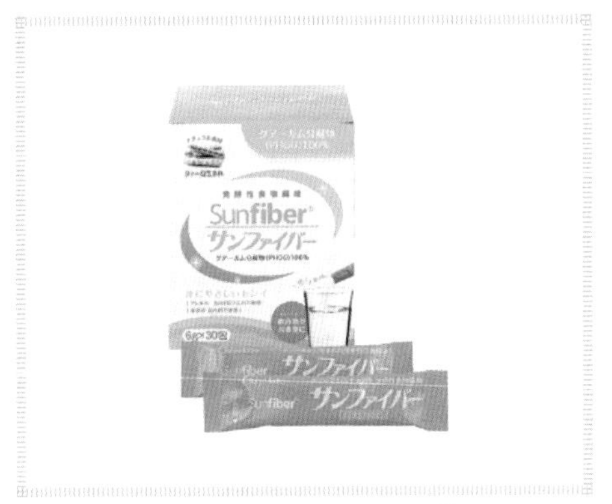

図2　サンファイバー®
（太陽化学／タイヨーラボ）

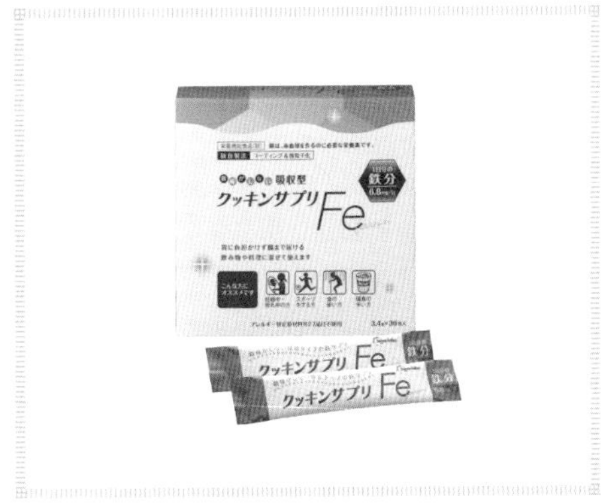

図3　クッキンサプリ Fe
（太陽化学／タイヨーラボ）

りか、腸閉塞を助長します。そのため、栄養補助食品を活用して食物繊維を補給することが有効です。現在の食物繊維の主流はグアーガムで、慢性便秘症患者において一定の効果が報告されています[3)]。サンファイバー®（太陽化学／タイヨーラボ）は、お茶や飲料に入れても味の変化が起こりづらいので活用しやすいです（**図2**）。便秘になりやすい経口用鉄剤も栄養補助食品に切り替えることができます（**図3**）。管理栄養士・栄養士は食べたものが便として出るまでを評価することも必要です。

酸化マグネシウム製剤の注意点

便をやわらかくする酸化マグネシウム製剤は、腎疾患患者や高齢者が長期間服用すると、高マグネシウム血症になると注意喚起されています[4)]。おもな製品名としては、酸化マグネシウム、マグミット®、重カマなどです。どのマグネシウム製剤の添付文書にも上限量2,000mgと記載されています。ただし、薬には適宜増減という考え方があり、1.5～2倍まで増減可能となっているため、3,000mgが処方されるケースもあります。酸化マグネシウムは、水分を含むことで効果を発揮するため、コップ1杯程度の多めの水で服用するとよいとされています。薬を飲むタイミングは、食前や食後の1日3回に分けて服用するか、寝る前に1回で飲むという2パターンが多いようです。マグネシウムは栄養素の一つなので、常用される薬について栄養ケアでフォローできないかを検討しましょう。

引用・参考文献

1）日本消化器病学会関連研究会 慢性便秘の診断・治療研究会編．慢性便秘症診療ガイドライン2017．東京，南江堂，2017，112p.

2）坂田資尚ほか．特集 便秘と下痢便秘症の治療：浸透圧・刺激性下剤．臨床と研究．96（11），2019，1267-71．
3）Polymeros, D. et al. Partially hydrolyzed guar gum accelerates colonic transit time and improves symptoms in adults with chronic constipation. Dig. Dis. Sci. 59（9）, 2014, 2207-14.
4）独立行政法人医薬品医療機器総合機構．医薬品の適正使用等に関するお知らせ．酸化マグネシウム製剤適正使用に関するお願い：高マグネシウム血症．（https://www.pmda.go.jp/files/000235889.pdf，2021 年 11 月閲覧）．

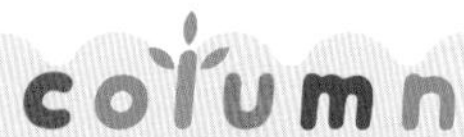

管理栄養士・栄養士のスキルアップコラム

日常の疑問を解決しよう！

管理栄養士・栄養士にとって肺炎は、かかわる可能性が高い疾患の一つです。そこで筆者が取り組んだ肺炎に対する栄養介入研究を紹介します。肺炎患者は入院に伴い、絶食、末梢静脈栄養、抗菌薬投与が漫然と継続されやすいです。その結果、経口摂取で十分な栄養量を確保できないことで、退院先の選択肢が限定されることがあります。肺炎では、消化管は機能しているため経鼻経管栄養も選択肢ですが、本人や家族の同意が得られない、主治医の方針などで、現実的に実施されるケースはほとんどありません。そこで、どのようにしたら経口摂取を促進し、退院支援につなげられるかを考えました。実際に肺炎患者に対して、筆者と他職種がベッドサイドで活動し、早期の栄養サポートによって、経口摂取エネルギー量の増加、水分摂取率の増加、静脈栄養や抗菌薬にかかわる薬価を抑制することができました[1)]。このときに実践したのが本書で紹介した「栄養からみる」という方法です。こういった研究や本書をとおして、管理栄養士・栄養士は大きな可能性がある仕事と感じてもらえたらうれしいです。ぜひ、あなたも日ごろの疑問を解決して、その結果を患者・利用者に還元しましょう。そして、あなたの栄養ケアで患者・利用者はもちろん、働く仲間達にも感動を与えられる人になってもらえたら幸いです。

●引用・参考文献

1）森茂雄ほか．肺炎患者に対する管理栄養士による早期栄養サポートの有用性の検討：粘度調整水を用いた末梢静脈栄養離脱の試み．JSPEN．3（3），2021，（e-journal）．

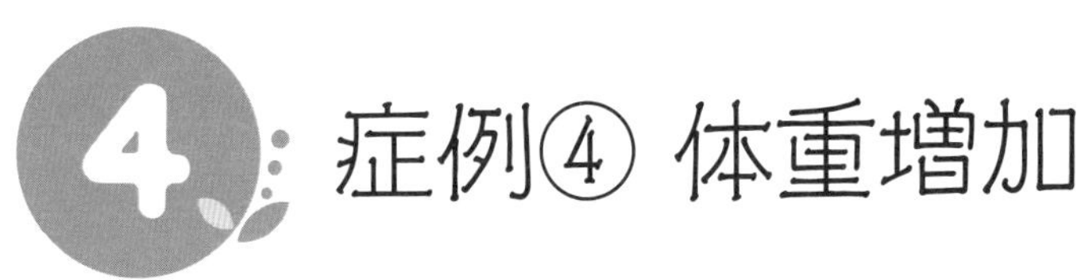

4 症例④ 体重増加

基本情報

体重増加で相談を受けた症例です（**図**）。D さんは身長 155cm、体重 58kg の女性です。看護師から「体重が増えている。間食もあって食事のエネルギーを減らしたい」と相談がありました。D さんは「お腹が空いて、つい食べてしまう。体重が増えやすい。足が重い」と訴えています。D さんの基本情報に糖尿病性腎症第 3 期とあり、適正エネルギーとたんぱく質制限、食塩制限が必要となっています。看護師も日ごろの健康管理のために体重増加を心配しています。これらの情報から食事量を減らすという方法が実施されやすいです。しかし、エネルギーを減らすのであれば、体重増加の理由がエネルギーの過剰によるものであると明確にすることが重要です。では、体重増加の原因について**表 1** を参考に考えていきましょう。

体重増加の原因精査

栄養

栄養摂取量の把握を**表 2** に示します。まずは現在の栄養摂取量と必要栄養量を算出します。この段階で必要栄養量を求めるときは、おおむねの必要量を算出します。ただし、栄養摂取量、病態、薬は、モニタリングして調整することが重要です。なお、生活習慣病領域のガイドラインでは、BMI 22kg/m^2 を基準とした「標準体重」を一律に用いていましたが、総死亡率のもっとも低い BMI をもとに算出する「目標体重」を用いることに変更されています。目標体重の目安は**表 3** のとおりです。本症例では『日本人の食事摂取基準（2020 年版）』の 75 歳以上が目標とする BMI 21.5 ～ 24.9kg/m^2 に該当するため、現体重を用いました。比較のため標準体重による栄養量も記載しましたが、体重の基準によって栄養量に差異が生じることがよくわかります。実際の栄養管理は、管理栄養士・栄養士の判断に委ねられることも多いので、患者・利用者の状況を勘案し、必要栄養量の算出に用いる体重を決定しましょう。

現体重で必要栄養量を設定した場合は、エネルギー、たんぱく質、脂質、ビタミン B_1 の不足、水の過剰が疑われます。ここで「1 日 1,300kcal のエネルギー量で体重が月に 1kg ずつ

Dさん
お腹が空いて、つい食べてしまう。
体重が増えやすい。足が重い。
体重が増えています。
間食もしているし、食事のエネルギーを落とせますか？
看護師

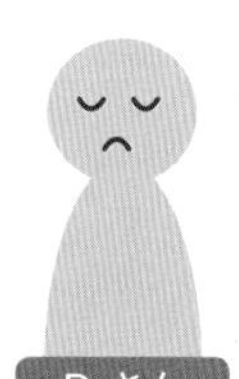

▶Dさん、77歳、女性。
▶**体格**：身長155cm、体重58kg（1ヵ月前57kg、2ヵ月前56kg）、標準体重52.8kg。
▶**現病歴**：糖尿病性腎症第3期。
▶**既往歴**：高血圧、脂質異常症。
▶**バイタル**：体温36.0℃、血圧145/91mmHg、脈拍68回/分、呼吸回数19回/分、SpO_2 99%。
▶**排泄**：尿6回/日、便1回/日。
▶**身体兆候**：下腿浮腫（膝から足首の浮腫）、足背浮腫。
▶**食事**：エネルギー・たんぱく質制限食、間食あり。
▶**摂取量**：1,300kcal、たんぱく質29g、糖質240g、脂質23g、ナトリウム100mEq、カリウム40mEq、水分2,300mL（食事1,000mL＋飲水1,300mL）、ビタミンB_1 0.4mg。
▶**薬剤**：リナグリプチン（5mg）1回1錠、1日1回。メトホルミン塩酸塩（250mg）1回1錠、1日2回。 カンデサルタン（8mg）1回1錠、1日1回。 アムロジピン（5mg）1回1錠、1日1回。ロスバスタチン（2.5mg）1回1錠、1日1回。フロセミド（10mg）1回1錠、1日1回。

図　基本情報

表1　体重増加の原因リスト

分類		項目			
栄養		エネルギー過剰	たんぱく質過剰	糖質過剰	脂質過剰
		エネルギー不足	たんぱく質不足	糖質不足	脂質不足
		ナトリウム過剰	カリウム過剰	水過剰	―
		ナトリウム不足	カリウム不足	水不足	ビタミンB_1不足
病態	バイタル	体温が高い	血圧が高い	脈拍が速い	SpO_2が低い
		体温が低い	血圧が低い	脈拍が遅い	呼吸状態の異常
		尿量が多い	便秘	INが多い	浮腫
		尿量が少ない	下痢	OUTが多い	―
薬		薬が効きすぎている	薬の追加	薬の変更	薬の中止
		副作用	多剤併用（6種類以上）		―

上記で該当する項目がないかをチェックする。

表 2　栄養摂取量の把握

Dさん、身長 155cm、体重 58kg、BMI 24.1kg/m^2						
栄養	現在	＋	±	−	必要栄養量	算出方法
エネルギー	1,300kcal			○	1,740kcal (1,320kcal)	現体重 × 30kcal (標準体重 × 25kcal)
たんぱく質	29g			○	35 ~ 46g (32 ~ 42g)	現体重 × 0.6 ~ 0.8g (標準体重 × 0.6 ~ 0.8g)
糖質	240g		○		261g (198g)	現体重：総エネルギーの 60% (標準体重：総エネルギーの 60%)
脂質	23g			○	38g (29g)	現体重：総エネルギーの 20% (標準体重：総エネルギーの 20%)
ナトリウム	100mEq		○		100mEq ~	1 日の維持量
カリウム	40mEq		○		40mEq ~	1 日の維持量
水	2,300mL	○			1,450 ~ 1,740mL	現体重 × 25 ~ 30mL
ビタミン B_1	0.4mg			○	0.9mg	食事摂取基準推奨量

- **栄養摂取量を確認すると、エネルギー、たんぱく質、脂質、ビタミン B_1 の不足と水分過剰が疑われる。**
- **現在の摂取量を PFC バランスで算出→たんぱく質 9%、脂質 16%、糖質 76%。**

表 3　目標体重（kg）の目安

- **65 歳未満**　：身長（m）× 身長（m）× 22
- **65 ~ 74 歳**：身長（m）× 身長（m）× 22 ~ 25
- **75 歳以上**　：身長（m）× 身長（m）× 22 ~ 25※

※ 75 歳以上の後期高齢者では現体重に基づき、フレイル、（基本的）ADL 低下、併発症、体組成、身長の短縮、摂取状況や代謝状態の評価を踏まえ、適宜判断する。

表 4　ある日の献立

- **朝食**：ご飯、さといもとわかめのみそ汁、卵豆腐、たいみそ、牛乳
- **昼食**：ご飯、鶏肉のソテー、じゃがいもとにんじんの煮もの、カリフラワーとコーンのサラダ
- **夕食**：ご飯、さわらの塩焼き、かぼちゃの煮つけ（グリーンピース）、はくさいとひじきのお浸し、フルーツゼリー
- **間食**：まんじゅう or 水ようかん

※ミールラウンドで確認したところ、主菜（肉・魚）はほとんど残していた。

増加するのか？」という疑問が生じます。PFC バランスは、たんぱく質 9%、脂質 16%、糖質 76%と偏りがみられ、少なくとも糖質過剰、たんぱく質不足です。ミールラウンドで食事状況を確認すると、主菜を食べておらず、献立も糖質に偏っています（**表 4**）。PFC バランスが偏る理由は、たんぱく質の不足です。**たんぱく質制限は「たんぱく質を食べないのではなく、**

表5　病態の把握

項目	該当	数値	根拠・理由
体温が高い	×	36.0℃	異常はない
体温が低い	×	36.0℃	異常はない
血圧が高い	○	145/91mmHg	高血圧といえる
血圧が低い	×	145/91mmHg	低血圧とはいえない
脈拍が速い	×	68回／分	異常はない
脈拍が遅い	×	68回／分	異常はない
SpO_2が低い	×	99%	異常はない
呼吸状態の異常	×	19回／分	異常はない
尿量が少ない	×	6回／日（約1,200mL）	1日に6回の排尿回数、少ないとはいえない
尿量が多い	×	6回／日（約1,200mL）	1日に6回の排尿回数、多いとはいえない
便秘	×	1回／日	1日に1回の排便あり、便秘ではない
下痢	×	1回／日	1日に1回の排便あり、下痢ではない
INの異常	○	IN：経口2,300mL＋代謝水290mL＝2,590mL	
OUTの異常	×	OUT：尿1,200mL＋便100mL＋不感蒸泄870mL＝2,170mL IN・OUTバランス：INバランス＞420mL	

適正量にする」という意味です。高齢者施設の食事は、さけや鶏肉が多く使用されるため、ビタミンB_1が不足しやすいです。たんぱく質や脂質が少ないと糖質過剰となり、腹もちも悪く、すぐにお腹が空くという悪循環に陥ります。ビタミンB_1は糖質代謝に欠かせない栄養素ですから、ビタミンB_1がなければ体のなかで栄養を上手に代謝できません。エネルギー過剰が認められないのに体重が増加する原因は浮腫を疑います。浮腫は、食塩過剰、水分過剰、ビタミンB_1不足などが関連します。では、これらの栄養摂取量と病態の関係性をみていきましょう。

病態

病態を**表5**に示します。バイタルサインでは、血圧とINの異常がみられます。血圧は、血管内を流れる血液のボリュームが増すと上昇します。INが多いにもかかわらずOUTが少ないと、体のなかに水が滞った状態になります。こういった状態で起こるのが浮腫です。浮腫は、細胞外液が血管外の間質に代償能を超えて過剰に蓄積された状態と定義されています[1]。体のなかの水は、サードスペースに蓄えられます。**サードスペースは、3つめの場所という意味で**

表6　サードスペースとは

▶ファーストスペース

細胞内：エネルギー産生、たんぱく合成が行われる場所。

▶セカンドスペース

細胞外：栄養素や酸素を運搬し、老廃物や炭酸ガスを運び出す場所。血管内の水（血液）とイメージするとわかりやすい。機能的細胞外液と記されることもある。

▶サードスペース

ファーストとセカンド以外に蓄えられた水。今すぐには役に立たないところに水が蓄えられている場所。非機能的細胞外液と記されることもある。サードスペースは、体のしくみをイメージしやすい考え方といえる。

表7　浮腫の分類（文献1を参考に作成）

部位	要因	原因
全身性	心性	うっ血性心不全
	腎性	腎不全、ネフローゼ症候群
	肝性	肝硬変、門脈圧亢進
	栄養障害性	低栄養、たんぱく質摂取不足、ビタミン B_1 不足、食塩摂取過剰、水分摂取過剰
	内分泌	甲状腺機能亢進症、甲状腺機能低下症
	炎症性	全身感染症、悪性腫瘍
	薬剤性	NSAIDs、カルシウム拮抗薬、ステロイドなど
局所性	炎症性	アレルギー、蜂窩織炎、関節炎、筋炎、骨髄炎
	静脈性	静脈瘤、四肢静脈血栓症
	リンパ性	リンパ管炎、リンパ節腫瘍
	外傷性	打撲、骨折など
	麻痺性	脳梗塞後の廃用

「今すぐには役に立たないところに水が蓄えられている」と考えるとよいでしょう（表6）。

ベッドサイドで患者・利用者の浮腫を確認する手順を説明します。①まず、全身性か局所性かを目でみて、触って確認します。浮腫の部位は、全身性であれば顔面、眼瞼（まぶた）、下腿（膝から足首）、足背（足の甲）が確認しやすいです。全身性浮腫は水・ナトリウムバランスが影響します。局所性なら毛細血管内外の体液移動が影響します（**表7**）。②浮腫の部位を押して凹む（圧痕性）、もしくは凹まない（非圧痕性）を確認します。浮腫の部位を指で押して圧痕の

表８　薬の把握

No	薬の名称	分類	効能・効果	副作用
1	リナグリプチン錠 5mg	糖尿病治療薬	２型糖尿病	低血糖、腹部膨満、浮腫
2	メトホルミン塩酸塩錠 250mg	糖尿病治療薬	２型糖尿病	乳酸アシドーシス、低血糖、下痢
3	カンデサルタン錠 8mg	心不全治療薬	高血圧症・腎実質性高血圧症	低ナトリウム血症、高カリウム血症、めまい
4	アムロジピン錠 5mg	降圧薬	高血圧症	めまい、ふらつき
5	ロスバスタチン錠 2.5mg	脂質異常症治療薬	高コレステロール血症	横紋筋融解症、肝機能障害
6	フロセミド錠 10mg	利尿薬	高血圧症、浮腫	貧血、低ナトリウム血症、低カリウム血症

薬の使用状況	該当	根拠・理由
薬の追加	×	薬の追加はない
薬の変更	×	薬の変更はない
薬の中止	×	拒薬はなく、アドヒアランス良好
６種類以上の薬	○	６種類以上あり

改善時間が 40 秒未満であれば fast（ファースト） edema（エデマ）、40 秒以上であれば slow（スロー） edema（エデマ）と鑑別します。管理栄養士・栄養士が浮腫を把握するという意味では、押して凹む浮腫の原因は栄養の可能性が高く、押して凹まない浮腫の原因は栄養以外にもある、と考えるとわかりやすいです。本症例のように下腿浮腫と足背浮腫がみられる場合、体の端である足背から浮腫の改善が認められやすいです。浮腫の部位を押して凹み具合、浮腫のかたさの変化は、触って覚えていきましょう。

浮腫では、体重の増減が生じやすく、水分・電解質管理が重要です。腎機能が低下した高齢者では、排尿回数だけでは正確な尿量が把握できないことも多いので、尿がどれだけ、どのように出ているかを確認しましょう（**64 ページ**参照）。浮腫の改善に効果的なのが減塩です。食塩 1g に対して水が 200 ～ 300mL 牽引されるため、食塩と水分を同時に制限されることが多いです。浮腫の改善を評価する指標として、体重、IN・OUT、浮腫の有無を指で押して確認するといった方法があります。

表9　体重増加の原因リスト（原因の特定）

分類		項目			
栄養		エネルギー過剰	たんぱく質過剰	糖質過剰	脂質過剰
		エネルギー不足	たんぱく質不足	糖質不足	脂質不足
		ナトリウム過剰	カリウム過剰	水過剰	—
		ナトリウム不足	カリウム不足	水不足	ビタミン B_1 不足
病態	バイタル	体温が高い	血圧が高い	脈拍が速い	SpO_2 が低い
		体温が低い	血圧が低い	脈拍が遅い	呼吸状態の異常
		尿量が多い	便秘	IN が多い	浮腫
		尿量が少ない	下痢	OUT が多い	—
薬		薬が効きすぎている	薬の追加	薬の変更	薬の中止
		副作用	多剤併用（6 種類以上）		—

●水分摂取量 40mL/kg、足背部の著明な浮腫、体重増加が継続していることから、水分摂取量過剰が疑われる。

薬

薬の使用状況を整理します（**表 8**）。リナグリプチン（糖尿病治療薬）、メトホルミン塩酸塩（糖尿病治療薬）、カンデサルタン（心不全治療薬）、アムロジピン（降圧薬）、ロスバスタチン（脂質異常症治療薬）、フロセミド（利尿薬）が処方されています。既往歴や現病歴と処方薬に矛盾はありません。しかし、疾病の進行に伴い薬が多くなりやすいため、処方薬の目的を把握しておくことで多剤併用を防止します。施設では朝・昼・夜の 3 食と間食の提供時間に制約があります。食事と間食の内容や摂取時間を変更すれば、血糖値も変動します。施設の血糖値測定が頻繁に行われない場合は、命の危険性が生じる低血糖に十分注意してください。血圧や OUT の変動を把握するには、電解質は維持量にとどめ、水分調整からはじめると、モニタリングが簡単です。フロセミド（利尿薬）は、アルブミンと結合して水、塩化ナトリウム、カリウムを尿として排泄するため栄養状態に影響します。利尿を促しすぎると水・電解質が不足し、脱水になるため注意してください。利尿薬の効果によって、OUT を増やしたいのであれば、IN の量を明確に調整します。6 種類以上の薬が処方されているので、何かしらの副作用が現れる可能性は否定できませんが、まずは処方薬の使用目的とその効果が十分に発揮されるように、栄養量を適正にすることで改善が見込めます。

原因の特定と具体的な対応

原因の特定結果を**表 9** に示します。栄養はエネルギー不足、たんぱく質不足、糖質過剰、脂質不足、水過剰、ビタミン B_1 不足にチェックがつきます。病態は IN が多く、浮腫、薬は多剤併用にチェックがつきます。このことから、体重増加の原因は浮腫が疑わしいと考えられます。複数の項目がチェックされますが、栄養をととのえるために基盤となる水とビタミン B_1 を優先し、併せてほかの栄養量も調整するとよいでしょう。本症例のように経口摂取が中心の栄養ケアは、患者・利用者の協力がなければ成り立ちません。患者・利用者が実行可能な範囲で水分設定を行いましょう。水分設定は、現体重 × 25 ～ 30mL の 1,450 ～ 1,740mL/ 日にして、血圧、OUT、体重、浮腫の有無を指標に、3 日間隔でモニタリングします。IN・OUT バランスの改善が認められなければ、前回の設定から 5mL/kg 減らします。その後、浮腫の改善が認められるまで水分設定量の調整をくり返します（**38 ページ**参照）。

浮腫の改善が認められた設定量と、患者・利用者が継続可能な水分量を勘案して、最終水分設定量を決定します。水分調整と並行して PFC バランスも調整します。たんぱく質と脂質を中心に適正エネルギー比率にととのえ、ビタミン B_1 を補給します。ビタミン B_1 の補給は、施設の条件によって異なるため、医師や他職種とともに検討し、処方薬や栄養補助食品などによる補給方法を決定します。

浮腫の原因は多岐にわたるため、医師や他職種と総合的に検討する必要があります。管理栄養士･栄養士が栄養摂取量を客観的に示すことで、病態や薬との矛盾を整理できます。「食べていないのに体重が増える」「水しか飲んでいないのに体重が増える」といったケースでは、本書で紹介した「栄養からみる」ことで、他職種が具体的に何をすればよいかが明確になります。病態に応じて多くの薬が処方されているケースでは、栄養ケアで考えられる可能性を否定して、それでも体重増加や浮腫の改善が認められなければ、病態や薬の可能性を提案するとよいでしょう。

引用・参考文献

1）清水正樹．総説 浮腫の診かた・考え方．日本小児腎臓病学会雑誌．34（1），2021，1-5.

ダウンロードできるチェックシート

原因リスト

分類		項目			
栄養		エネルギー過剰	たんぱく質過剰	糖質過剰	脂質過剰
		エネルギー不足	たんぱく質不足	糖質不足	脂質不足
		ナトリウム過剰	カリウム過剰	水過剰	
		ナトリウム不足	カリウム不足	水不足	
病態	バイタル	体温が高い	血圧が高い	脈拍が速い	SpO_2 が低い
		体温が低い	血圧が低い	脈拍が遅い	呼吸状態の異常
		尿量が多い	便秘	IN が多い	
		尿量が少ない	下痢	OUT が多い	
薬		薬が効きすぎている	薬の追加	薬の変更	薬の中止
		副作用	多剤併用（6 種類以上）		

上記で該当する項目がないかをチェックする。

栄養摂取量の把握

名前：

栄養	現在	＋	±	−	必要栄養量	算出方法
エネルギー						現体重 × 30kcal
たんぱく質						現体重 × 1g
糖質						総エネルギーの 60%
脂質						総エネルギーの 20%
ナトリウム						1 日の維持量
カリウム						1 日の維持量
水						現体重 × 30mL ～
ビタミン B_1						食事摂取基準推奨量
亜鉛						食事摂取基準推奨量
食物繊維						食事摂取基準目標量

病態の把握

項目	該当	数値	根拠・理由
体温が高い			
体温が低い			
血圧が高い			
血圧が低い			
脈拍が速い			
脈拍が遅い			
SpO_2 が低い			
呼吸状態の異常			
尿量が少ない			
尿量が多い			
便秘			
下痢			
IN の異常			
OUT の異常			

薬の把握

No	薬の名称	分類	効能・効果	副作用
1				
2				
3				
4				
5				
6				
7				
8				
9				
10				

薬の使用状況	該当	根拠・理由
薬の追加		
薬の変更		
薬の中止		
6種類以上の薬		

よい管理栄養士・栄養士になろう！

本書を最後までお読みいただきまして、ありがとうございます。

第１章では、高齢者施設の栄養ケアについて概説しました。管理栄養士・栄養士は一人職場のことも多く、研修会の内容も限られます。それゆえに、実践で何をどうすればよいかわからなくなります。しかし、栄養の基礎知識を活用すれば、患者・利用者の健康状態を維持させるだけでなく、働きやすい職場づくりも可能です。

第２章では、栄養基準量の基礎を概説しました。栄養基準量で取り上げたのはエネルギー、たんぱく質、糖質、脂質、食塩（NaCl）、カリウム（K^{+}）、水、ビタミンです。管理栄養士・栄養士は栄養の専門家です。食事摂取基準や疾患の治療ガイドラインなどを参考に体重から必要栄養量を算出し、栄養摂取量と比較すれば客観的な評価になります。栄養摂取量の把握は管理栄養士・栄養士の強みをいかした栄養ケアにつながります。

第３章、第４章では病態把握について概説しました。病態把握で取り上げたのはバイタルサイン、尿、IN・OUT、便です。日常的に活用できる血液検査や画像診断がないため、どこでも収集可能な観察項目を活用することが重要です。これらの情報を栄養摂取量と結びつけることで、患者・利用者の健康状態を評価できます。

第５章では薬について概説し、薬の基礎を中心に効能や副作用を調べる方法を紹介しました。薬と栄養は密接な関係があり、薬によって体調不良がひき起こされることも珍しくありません。薬は医師によって処方され、薬剤師のような専門的な知識がなければ対応困難です。薬剤師が身近にいなければ、多職種で協議して多剤併用の有無を確認することが重要です。

第６章では、栄養、病態、薬の知識をどのように活用していくかを概説しました。これらの情報を整理し、栄養ケアの問題となる原因と矛盾点を導きます。根拠をもって提案することで、栄養ケアの目的やチームの役割が明確になります。

第７章では、症例を概説しました。「なぜ食欲不振なのか？」「なぜ嚥下機能が低下したのか？」「なぜ体重増加しているのか？」「なぜ嘔気・嘔吐があるのか？」と考えることが重要です。そして「栄養量の過不足が生じていないか？」「病態や薬に矛盾点がないか？」を探ります。

栄養ケアは目の前の患者・利用者にかかわった数で経験値が養われます。机上の栄養価計算から脱却し、まずは、一人の患者・利用者に勇気をもってかかわってください。誰でも最初は不安ですが、経験を重ねれば論理的に考えられるようになります。

筆者は「すごい管理栄養士・栄養士」と「よい管理栄養士・栄養士」は違うと考えています。すごい管理栄養士・栄養士は、論文を発表したり、講演を行ったり、目にみえるかたちの成果を出している先生です。成果を出すことは困難ですが、日々のたゆまぬ努力の結果です。一方で、よい管理栄養士・栄養士は、人をよくすることや人の役に立つために努力できる人だと思います。そのためには相手を思いやり、考える力が必要です。知識を押しつけるのではなく、その人にとって必要なことを考えて、ケアにつなげられることが大切です。

食事は「人を良くすること」と書きますが、絶食はそれを絶つという意味です。この仕事の醍醐味は、食べる幸せに携われることです。全国にはたくさんのよい管理栄養士・栄養士がいて、医療や福祉などさまざまな分野で活躍していますが、結局は栄養をとおして人の役に立つことが役目だと感じます。よい管理栄養士・栄養士になる第一歩は、自分にできる範囲の身近なことから実践することです。あなたのかかわる人が幸せになれるような仕事をしましょう。

私もあなたと同じく現場で働く一人の管理栄養士です。目の前にいる患者・利用者、家族のために、どうしたらよいかを模索する毎日です。今までも心に残る大切な患者・利用者に出会い、一人ひとりから多くのことを学びました。後になって「あのとき、こうしておけばよかった」と思うことばかりですが、その積み重ねが今につながっています。絶対的な正解はわかりませんが、一生懸命考えてかかわったぶんが財産になりました。思い返すと出会いには不思議な縁を感じ、多くの人に支えられてきたと感じます。何でも前向きに取り組むとよい結果が伴いやすいです。そのときに努力したぶんが、これからのあなたを支えてくれる自信になります。

2021 年 12 月

森 茂雄

索引

著者紹介

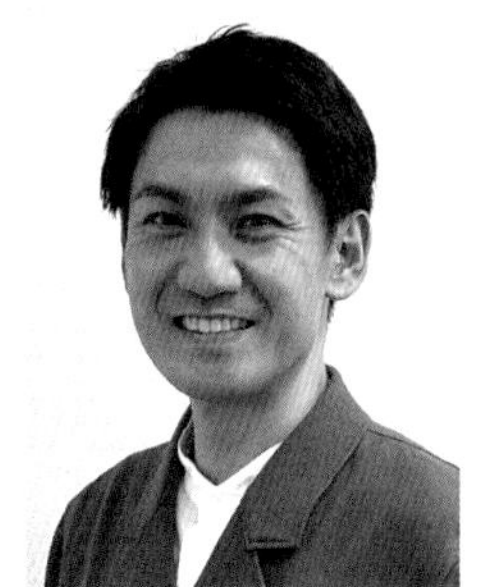

森 茂雄 *Mori Shigeo*

［略歴］
1993年　名古屋調理師専門学校 衛生高等課程調理師科卒業
2001年　名古屋栄養専門学校 食物栄養科卒業
2009年　日本福祉大学 医療・福祉マネジメント学科卒業
2016年　放送大学大学院 文化科学研究科修了

［職歴］
2001～2006年　慢性期病院、介護老人福祉施設勤務
2007年　愛知県厚生農業協同組合連合会 稲沢厚生病院（旧尾西病院）居宅介護支援事業所入職
2009年　同院 栄養管理室異動
2014年　同院 栄養管理室係長（旧栄養科係長）就任
2017年　同院 栄養管理室課長（旧栄養科課長）就任
2020年　愛知県厚生農業協同組合連合会 豊田厚生病院 栄養管理室課長就任、現在に至る

［資格］
1999年　調理師
2001年　栄養士
2003年　管理栄養士
2007年　介護支援専門員
2009年　社会福祉士
2012年　NST専門療法士
2018年　在宅訪問管理栄養士
2020年　在宅栄養専門管理栄養士、臨床栄養代謝専門療法士

［所属学会］
日本臨床栄養代謝学会評議員、日本在宅栄養管理学会評議員、日本病態栄養学会、日本摂食嚥下リハビリテーション学会、日本給食経営管理学会

［表彰］
2014年　日本病態栄養学会　病態栄養コンテスト最優秀賞
2015年　日本臨床栄養代謝学会（旧日本静脈経腸栄養学会）JEFFスカラーシップ賞
2019年　日本摂食嚥下リハビリテーション学会　感謝状表彰 ほか

本書は小社刊行の雑誌『Nutrition Care』2019年5号（12巻5号）～2021年6号（14巻6号）連載「“超”実践！ 高齢者の栄養ケア：介護保険施設の管理栄養士・栄養士のためのスキルアップ講座」をまとめて加筆・修正し、単行本化したものです。

“超”実践！ 高齢者の栄養ケア－病院・高齢者施設でいかせる

2022年2月1日発行　第1版第1刷
2023年5月20日発行　第1版第3刷

著　者　森 茂雄
発行者　長谷川 翔
発行所　株式会社メディカ出版
〒532-8588
大阪市淀川区宮原3－4－30
ニッセイ新大阪ビル16F
https://www.medica.co.jp/
編集担当　西川雅子
装　幀　藤田修三
イラスト　中村恵子
組　版　稲田みゆき
印刷・製本　株式会社シナノ パブリッシング プレス

ISBN978-4-8404-7848-9　Printed and bound in Japan

当社出版物に関する各種お問い合わせ先（受付時間：平日9：00～17：00）
●編集内容については、編集局 06-6398-5048
●ご注文・不良品（乱丁・落丁）については、お客様センター 0120-276-115